HAUTKREBS:

Ein Buch, das Ihnen ein besseres
Verständnis darüber vermittelt, was
Hautkrebs ist, seine Symptome,
Behandlung, Ernährungswahl, Tipps zum
Umgang damit und mehr!
(German Edition)

Von
George M. Rogers.

INHALTSVERZEICHNIS

KAPITEL 1

<u>Verstehen, was Hautkrebs ist</u>

Fast jeder fünfte Mensch erkrankt irgendwann im Leben an Hautkrebs. Fast alle Hautkrebsarten können geheilt werden, wenn sie frühzeitig erkannt und behandelt werden. Zu den Behandlungen gehören Exzision, Kryotherapie, Mohs-Chirurgie, Chemotherapie und Bestrahlung. Überprüfen Sie Ihre Haut auf Veränderungen in Größe, Form oder Farbe von Hautwucherungen. Gehen Sie einmal im Jahr zu Ihrem Hautarzt zu einer professionellen Hautuntersuchung.

Normalerweise entstehen neue Hautzellen, wenn Zellen alt werden und absterben oder wenn sie verletzt werden. Wenn dieser Mechanismus nicht ordnungsgemäß funktioniert, kommt es zu einer schnellen Vermehrung von Zellen (von denen einige anomale Zellen sein können). Dieser

Zellklumpen kann gutartig (gutartig) sein, der sich nicht ausbreitet oder Schäden verursacht, oder krebsartig, der sich auf benachbartes Gewebe oder andere Stellen in Ihrem Körper ausbreiten kann, wenn er nicht frühzeitig erkannt und behandelt wird.

Hautkrebs wird typischerweise durch ultraviolettes (UV) Licht der Sonne verursacht.

ES GIBT DREI HAUPTARTEN VON HAUTKREBS:
- Basalzellkarzinom.
- Plattenepithelkarzinom.
- Melanom.

Basalzellkarzinome und Plattenepithelkarzinome sind die häufigsten Hautkrebsarten und werden häufig als „nicht-melanozytärer Hautkrebs" bezeichnet.

Melanome kommen nicht so häufig vor wie Basalzell- oder Plattenepithelkarzinome, sind aber die schwerste Art von Hautkrebs. Wenn Melanome unbehandelt bleiben oder in einem späten Stadium entdeckt werden, ist es wahrscheinlicher, dass sie sich auf Organe außerhalb der Haut ausbreiten, was ihre Heilung erschwert und möglicherweise lebensverkürzend ist.

Glücklicherweise sind die meisten Hautkrebserkrankungen heilbar, wenn sie frühzeitig diagnostiziert und behandelt werden. Aus diesem Grund ist es wichtig, einige Schutzmaßnahmen zu ergreifen und Ihren Arzt zu konsultieren, wenn Sie den Verdacht haben, Anzeichen von Hautkrebs zu haben.

Wie häufig kommt Hautkrebs vor?

Hautkrebs ist die am häufigsten diagnostizierte Krebsart in den USA

WEITERE FAKTEN ZUM HAUTKREBS:

- Etwa 20 % der Amerikaner erkranken irgendwann im Leben an Hautkrebs.
- Täglich wird bei etwa 9.500 Amerikanern Hautkrebs diagnostiziert.
- Wenn Sie im Laufe Ihres Lebens fünf oder mehr Sonnenbrände haben, erhöht sich die Wahrscheinlichkeit, an einem Melanom zu erkranken. Die gute Nachricht ist, dass die Fünf-Jahres-Überlebensrate bei frühzeitiger Diagnose und Behandlung 99 % beträgt.
- Nicht-hispanische Weiße haben ein etwa 30-mal höheres Risiko für Hautkrebs als nicht-hispanische Schwarze oder asiatisch-pazifische Inselbewohner.
- Hautkrebs bei Personen mit farbiger Haut wird im Allgemeinen in späteren Stadien erkannt, in denen die Behandlung schwieriger ist. Etwa 25

% der Melanomfälle bei Afroamerikanern werden erkannt, nachdem sich die Krankheit auf benachbarte Lymphknoten ausgebreitet hat.

Wer ist am stärksten von Hautkrebs bedroht?

Obwohl jeder an Hautkrebs erkranken kann, besteht für Sie ein erhöhtes Risiko, wenn Sie:

- Verbringen Sie viel Zeit mit Arbeiten oder Spielen in der Sonne.
- Verbrenne leicht; eine Vorgeschichte von Sonnenbränden haben.
- Lebe in einer sonnigen oder hochgelegenen Umgebung.
- Bräunen Sie sich oder nutzen Sie Solarien.
- Helle Augen, blondes oder rotes Haar und heller oder sommersprossiger Teint haben.

- Mehrere Muttermale oder unregelmäßig geformte Muttermale haben.
- Sie haben aktinische Keratose (präkanzeröse Hautwucherungen mit rauen, schuppigen, dunkelrosa bis braunen Bereichen)
- In Ihrer Familie ist Hautkrebs aufgetreten.
- Hatte eine Organtransplantation.
- Nehmen Sie Medikamente ein, die Ihr Immunsystem hemmen oder schwächen.
- Wurden einer UV-Lichtbehandlung zur Behandlung von Hauterkrankungen wie Ekzemen oder Psoriasis unterzogen.

Wo entsteht Hautkrebs?

Hautkrebs tritt am häufigsten an sonnenexponierten Hautstellen auf: Gesicht (einschließlich Lippen), Ohren, Hals, Arme, Brust, oberer Rücken, Hände und Beine. Es kann sich jedoch auch in weniger sonnenexponierten und verborgeneren Hautregionen bilden, unter anderem zwischen den Zehen, unter den Fingernägeln, auf den Handflächen, Fußsohlen und im Genitalbereich.

WO IN DEN HAUTSCHICHTEN ENTWICKELT SICH HAUTKREBS?

Wo Hautkrebs entsteht – insbesondere in welchen Hautzellen – hängt mit der Art und dem Namen von Hautkrebs zusammen.

Die meisten bösartigen Hauterkrankungen entwickeln sich in der Epidermis, der obersten Hautschicht. Die Epidermis besteht aus drei primären Zelltypen:

Plattenepithelzellen: Hierbei handelt es sich um flache Zellen im äußeren Teil der Epidermis. Sie werden regelmäßig abgestoßen, wenn neue Zellen entstehen. Der Hautkrebs, der in diesen Zellen entstehen kann, wird Plattenepithelkarzinom genannt.

BASALZELLEN: Diese Zellen liegen unter den Plattenepithelzellen. Sie vermehren sich, vermehren sich und werden letztendlich flacher und wandern höher in die Epidermis, um neue Plattenepithelzellen zu bilden und die abgestorbenen Plattenepithelzellen zu ersetzen, die sich abgelöst haben. Hautkrebs, der in Basalzellen entsteht, wird Basalzellkarzinom genannt.

MELANOZYTEN: Diese Zellen erzeugen Melanin, das braune Pigment, das der Haut ihre Farbe verleiht und Ihre Haut vor einigen schädlichen UV-Strahlen der Sonne schützt. Hautkrebs, der sich in Melanozyten entwickelt, wird als Melanom bezeichnet.

Beeinträchtigt Hautkrebs Menschen mit farbiger Haut?

Menschen aller Hauttöne können an Hautkrebs erkranken. Wenn Sie eine farbige Person sind, ist die Wahrscheinlichkeit, an Hautkrebs zu erkranken, möglicherweise geringer, da Ihre Haut mehr braunes Pigment, Melanin, enthält.

Obwohl Hautkrebs bei farbigen Menschen seltener auftritt als bei nicht-weißen Menschen, wird er im Allgemeinen spät diagnostiziert und hat eine schlechtere Prognose. Wenn Sie spanischer Abstammung sind, ist die Melanominzidenz in den letzten zwei Jahrzehnten um 20 % gestiegen. Wenn Sie Schwarzer sind und an einem Melanom leiden, ist Ihre Fünf-Jahres-Überlebensrate 25 % niedriger als bei Weißen (67 % gegenüber 92 %).

Ein Teil der Erklärung könnte darin liegen, dass es sich an selteneren, weniger der Sonne ausgesetzten Orten entwickelt (es entwickelt sich hauptsächlich auf Handflächen oder Fußsohlen) und dass es sich typischerweise in einem späten Stadium befindet, wenn es identifiziert wird.

SYMPTOME UND URSACHEN

Was verursacht Hautkrebs?

Die Hauptursache für Hautkrebs ist übermäßige Sonneneinstrahlung, insbesondere wenn dies zu Sonnenbrand und Blasenbildung führt. Ultraviolette (UV) Strahlen der Sonne zerstören die DNA in Ihrer Haut und führen so zum Wachstum abnormaler Zellen. Diese abnormalen Zellen vermehren sich schnell und chaotisch und erzeugen eine Masse von Krebszellen.

Eine weitere Ursache für Hautkrebs ist ständiger Hautkontakt mit bestimmten Stoffen wie Teer und Kohle.

Viele zusätzliche Variablen können Ihr Risiko, an Hautkrebs zu erkranken, erhöhen. Siehe die Frage „Wer ist am stärksten gefährdet, an Hautkrebs zu erkranken?"

WAS SIND DIE ANZEIGEN VON HAUTKREBS?

Das häufigste Warnzeichen für Hautkrebs ist eine Veränderung Ihrer Haut, oft eine neue Wucherung oder die Veränderung einer bestehenden Wucherung oder eines Leberflecks. Die Anzeichen und Symptome häufiger und seltenerer Formen bösartiger Hauterkrankungen werden hier detailliert beschrieben:

BASALZELLKARZINOM

Basalzellkrebs wird am häufigsten an sonnenexponierten Hautstellen wie Händen, Gesicht, Armen, Beinen, Ohren, Lippen und sogar kahlen Stellen auf dem Kopf beobachtet. Das Basalzellkarzinom ist weltweit die häufigste Hautkrebsart. Bei den meisten Menschen wächst es langsam, breitet sich normalerweise nicht auf andere Körperregionen aus und ist nicht lebensbedrohlich.

Zu den Anzeichen und Symptomen eines Basalzellkarzinoms gehören:

- Ein kleiner, glatter, perlmuttartiger oder wachsartiger Knoten auf den Wangen, Ohren und am Hals.
- Eine flache, rosa/rote oder braune Läsion am Rumpf oder an Armen und Beinen.
- Bereiche auf der Haut, die wie Narben aussehen.
- Wunden, die verkrustet wirken, eine Vertiefung in der Mitte haben oder regelmäßig bluten.

PLATTENEPITHELKARZINOM

Plattenepithelkarzinome werden am häufigsten an sonnenexponierten Hautstellen wie Händen, Gesicht, Armen, Beinen, Ohren, Lippen und sogar an kahlen Stellen auf der Oberseite des Kopfes entdeckt. Dieser Hautkrebs kann auch in Regionen wie Schleimhäuten und Genitalien auftreten.

Zu den Anzeichen und Symptomen eines Plattenepithelkarzinoms gehören:

- Ein harter rosa oder purpurroter Knoten.
- Eine raue, schuppige Läsion, die jucken, bluten und verkrusten kann.

Melanom

Ein Melanom kann sich an jeder Stelle Ihres Körpers entwickeln. Es kann sich sogar auf Ihre Augen und inneren Organe auswirken. Der obere Rücken ist bei Männern ein beliebter Ort; Die Beine sind eine häufige Stelle bei Frauen. Dies ist die tödlichste Art von Hautkrebs, da er sich auf andere Stellen im Körper ausbreiten kann.

Zu den Anzeichen und Symptomen eines Melanoms gehören:

- Ein braun pigmentierter Fleck oder eine Beule.
- Ein Muttermal, dessen Farbe und Größe schwankt oder das blutet.

Wenn Sie an die ABCDE-Regel denken, erfahren Sie, auf welche Zeichen Sie achten sollten:

- Asymmetrie: ungleichmäßige Form.
- Rand: Unscharfe oder ungleichmäßig geformte Ränder.
- Farbe: Maulwurf mit mehr als einer Farbe.
- Durchmesser: größer als ein Radiergummi (6 mm).
- Evolution: wachsen, sich in Form, Farbe oder Größe verändern. (Dies ist der wichtigste Indikator.)

Achten Sie auf präkanzeröse Hautläsionen, die sich zu nicht-melanozytärem Hautkrebs entwickeln können. Sie erscheinen als kleine schuppige, bräunliche oder rote Flecken und treten am häufigsten an Teilen der Haut auf, die chronisch der Sonne ausgesetzt sind, wie zum Beispiel im Gesicht und auf den Handrücken.

Wenn Sie ein Muttermal oder eine andere Hautveränderung haben, die Ihnen Sorgen bereitet, vereinbaren Sie einen Termin und legen Sie dies Ihrem Arzt vor. Sie werden Ihre Haut untersuchen und Sie möglicherweise bitten, einen Dermatologen aufzusuchen und die Läsion weiter analysieren zu lassen.

WAS SIND EINIGE DER WENIGER BEKANNTEN HAUTKREBSARTEN?

Zu den selteneren Hautkrebsarten gehören:

KAPOSI-SARKOMA

Das Kaposi-Sarkom ist eine seltene bösartige Erkrankung, die am häufigsten bei Patienten mit geschwächtem Immunsystem, Patienten mit dem humanen Immundefizienzvirus (HIV)/AIDS und Patienten, die immunsuppressive Medikamente erhalten und eine Organ- oder Knochenmarktransplantation hatten, beobachtet wird.

ANZEIGEN UND SYMPTOME DES KAPOSI-SARKOMS SIND:

- Flache oder holprige blaue, schwarze, rosa, rote oder violette Flecken oder Flecken auf Armen, Beinen und im Gesicht. Es können sich auch Läsionen in Mund, Nase und Rachen bilden.

Merkelzellkarzinom

Das Merkelzellkarzinom ist ein seltener Krebs, der an der Basis der Epidermis, der obersten Hautschicht, entsteht. Dieser Krebs entsteht in Merkelzellen, die die Merkmale von Nervenzellen und hormonproduzierenden Zellen gemeinsam haben und sich sehr nahe am Nervenende in Ihrer Haut befinden. Merkelzellkarzinome neigen eher dazu, sich auf andere Körperregionen auszubreiten als Plattenepithelkarzinome oder Basalzellkarzinome.

Anzeichen und Symptome eines Merkelzellkarzinoms sind:

- Eine kleine rötliche oder violette Beule oder Beule auf sonnenexponierten Hautstellen.
- Klumpen wachsen schnell und können sich als Geschwüre oder wunde Stellen öffnen.

Talgdrüsenkarzinom

Das Talgdrüsenkarzinom ist eine seltene, schwere bösartige Erkrankung, die sich im Allgemeinen am Augenlid entwickelt. Diese bösartige Erkrankung entsteht meist um die Augen herum, da sich dort viele Talgdrüsen befinden.

Anzeichen und Symptome eines Talgdrüsenkarzinoms sind:

- Eine schmerzlose, runde, feste Beule oder Beule auf oder leicht innerhalb Ihres oberen oder unteren Augenlids.

DERMATOFIBROSARCOMA PROTUBERANS (DFSP)

DFSP ist ein seltener Hautkrebs, der in Ihrer Dermis, der Hauptschicht Ihrer Haut, entsteht. Es entwickelt sich langsam, breitet sich selten aus und weist eine hohe Überlebensrate auf.

ANZEIGEN UND SYMPTOME VON DFSP SIND:

- Ein violetter, rosafarbener, roter oder brauner, narbenartiger Knoten oder raue, erhabene Plaque auf Ihrer Haut.
- Ein muttermalartiges Aussehen bei Babys und Kleinkindern.

DIAGNOSE UND TESTS

Wie wird Hautkrebs diagnostiziert?

Zunächst fragt Ihr Hautarzt Sie möglicherweise, ob Sie Veränderungen an vorhandenen Muttermalen, Sommersprossen oder anderen Hautflecken beobachtet haben oder ob Sie neue Hautwucherungen bemerkt haben. Als nächstes wird Ihr Hautarzt Ihre gesamte Haut untersuchen, einschließlich Ihrer Kopfhaut, Ohren, Handflächen, Fußsohlen, zwischen Ihren Zehen, um Ihre Genitalien und zwischen Ihrem Gesäß.

Wenn eine Hautläsion besorgniserregend erscheint, kann eine Biopsie durchgeführt werden. Bei einer Biopsie wird eine Gewebeprobe entnommen und in ein Labor transportiert, wo sie von einem Pathologen unter dem Mikroskop untersucht wird. Ihr Hautarzt wird Sie darüber informieren, ob es sich bei Ihrer Hautläsion um Hautkrebs handelt, um welche Art es sich handelt, und Ihnen die Behandlungsmöglichkeiten erläutern.

MANAGEMENT UND BEHANDLUNG
Wie wird Hautkrebs behandelt?

Die Behandlung variiert je nach Krebsstadium. Die Stadien von Hautkrebs variieren von Stadium o bis Stadium IV. Je größer die Zahl, desto stärker hat sich der Krebs ausgebreitet.

Manchmal kann allein eine Biopsie das gesamte bösartige Gewebe entfernen, wenn die Bösartigkeit winzig klein ist und nur auf der Hautoberfläche lokalisiert ist. Zu den weiteren häufigen Hautkrebstherapien, die einzeln oder in Kombination durchgeführt werden, gehören:

KRYOTHERAPIE
Bei der Kryotherapie wird flüssiger Stickstoff eingesetzt, um Hautkrebs einzufrieren. Die abgestorbenen Zellen lösen sich bei der folgenden Therapie ab. Präkanzeröse Hautläsionen, sogenannte aktinische Keratose, und andere kleine, frühe bösartige Erkrankungen, die in der obersten Hautschicht lokalisiert sind,

können mit diesem Ansatz behandelt werden.

EXZISIONALE CHIRURGIE
Dieses Verfahren umfasst die Entfernung des Tumors und einiger umliegender guter Haut, um sicherzustellen, dass der gesamte Krebs beseitigt wurde.

MOHS-CHIRURGIE
Bei dieser Behandlung wird zunächst der sichtbare, erhabene Bereich des Tumors entfernt. Anschließend entfernt Ihr Chirurg mit einem Messer eine kleine Schicht Hautkrebszellen. Die Schicht wird kurz nach der Entfernung unter dem Mikroskop untersucht. Es werden weitere Gewebeschichten Schicht für Schicht entfernt, bis unter dem Mikroskop keine Krebszellen mehr zu erkennen sind.

Bei der Mohs-Operation wird nur krankes Gewebe entfernt und so viel umliegendes normales Gewebe wie möglich geschont. Es wird am häufigsten zur Behandlung von Basalzell- und Plattenepithelkarzinomen sowie in der Nähe empfindlicher oder ästhetisch bedeutsamer Regionen wie Augenlider, Ohren, Lippen, Stirn, Kopfhaut, Finger oder Genitalbereich eingesetzt.

Kürettage und Elektrodesikkation
Bei diesem Verfahren wird ein Gerät mit einer scharfen Schlingenkante verwendet, um Krebszellen zu entfernen, während es über den Tumor kratzt. Anschließend wird die Region mit einer elektrischen Nadel behandelt, um alle verbleibenden Krebszellen zu entfernen. Dieses Verfahren wird häufig bei bösartigen Basalzell- und Plattenepithelkarzinomen sowie bei präkanzerösen Hautläsionen eingesetzt.

CHEMOTHERAPIE UND IMMUNOTHERAPIE
Bei der Chemotherapie werden Medikamente eingesetzt, um Krebszellen zu

zerstören. Krebsbehandlungen können direkt auf die Haut aufgetragen werden (topische Chemotherapie), wenn sie auf die oberste Hautschicht beschränkt sind, oder über Tabletten oder eine Infusion verabreicht werden, wenn sich der Krebs auf andere Regionen Ihres Körpers ausgebreitet hat. Bei der Immuntherapie wird das körpereigene Immunsystem zur Bekämpfung von Krebszellen eingesetzt.

STRAHLENTHERAPIE

Die Strahlentherapie ist eine Methode zur Krebsbehandlung, bei der Strahlung (starke Energiestrahlen) eingesetzt wird, um Krebszellen zu zerstören oder sie am Wachstum und der Teilung zu hindern.

PHOTODYNAMISCHE THERAPIE

Bei dieser Behandlung wird Ihre Haut mit Medikamenten bedeckt und ein blaues oder rotes Fluoreszenzlicht aktiviert dann das Medikament. Die photodynamische Behandlung eliminiert präkanzeröse Zellen, während normale Zellen in Ruhe gelassen werden.

VERHÜTUNG

Kann Hautkrebs verhindert werden?
In den meisten Situationen kann Hautkrebs vermieden werden. Der beste Schutz besteht darin, zu viel Sonnenschein und Sonnenbrand zu vermeiden. Ultraviolette (UV) Strahlen der Sonne schädigen Ihre Haut und können mit der Zeit zu Hautkrebs führen.

Zu den Möglichkeiten, sich vor Hautkrebs zu schützen, gehören:

- Verwenden Sie einen Breitband-Sonnenschutz mit einem Hautschutzfaktor (LSF) von 30 oder höher. Breitband-Sonnenschutzmittel schützen sowohl vor UV-B- als auch vor UV-A-Strahlen. Tragen Sie den Sonnenschutz 30 Minuten vor dem Gehen ins Freie auf. Tragen Sie täglich Sonnenschutzmittel auf, insbesondere an bewölkten Tagen und in den Wintermonaten.

- Tragen Sie Hüte mit breiter Krempe, um Gesicht und Ohren zu schützen.
- Tragen Sie langärmlige Hemden und Hosen, um Ihre Arme und Beine zu schützen. Suchen Sie nach Kleidungsstücken mit einer UV-Schutzfaktor-Kennzeichnung für zusätzlichen Schutz.
- Tragen Sie eine Sonnenbrille, um Ihre Augen zu schützen. Suchen Sie nach Brillen, die sowohl UV-B- als auch UV-A-Strahlen blockieren.
- Verwenden Sie einen Lippenbalsam mit Sonnenschutz.
- Vermeiden Sie die Sonne zwischen 10 und 16 Uhr
- Vermeiden Sie Solarien. Wenn Sie ein gebräuntes Aussehen wünschen, tragen Sie ein Bräunungsprodukt zum Aufsprühen auf.
- Fragen Sie Ihren Arzt oder Apotheker, ob eines der von Ihnen

eingenommenen Medikamente Ihre Haut anfälliger für Sonnenlicht macht. Einige Arzneimittel, von denen bekannt ist, dass sie Ihre Haut anfälliger für die Sonne machen, umfassen Tetracyclin- und Fluorchinolon-Antibiotika, trizyklische Antibiotika, das Antimykotikum Griseofulvin und cholesterinsenkende Statin-Arzneimittel.

- Überprüfen Sie die gesamte Haut an Ihrem Körper und Kopf auf Veränderungen in Größe, Form oder Farbe, Hautwucherungen oder die Bildung neuer Hautflecken. Vergessen Sie nicht, Ihre Kopfhaut, Ohren, Handflächen, Fußsohlen, zwischen Ihren Zehen, Ihren Genitalbereich und zwischen Ihrem Gesäß zu untersuchen. Verwenden Sie Spiegel und sogar Schnappschüsse, um im Laufe der Zeit Veränderungen Ihrer Haut zu erkennen. Vereinbaren Sie einen Termin mit Ihrem Hautarzt, wenn Sie Veränderungen an einem Muttermal oder einer anderen Hautstelle bemerken.

AUSBLICK / PROGNOSE

Welche Perspektiven haben Menschen mit Hautkrebs?

Fast alle Hautkrebsarten können geheilt werden, wenn sie behandelt werden, bevor sie sich ausbreiten können. Je früher Hautkrebs erkannt und entfernt wird, desto höher sind Ihre Chancen auf eine vollständige Genesung. Neunzig Prozent der Patienten mit Basalzell-Hautkrebs werden geheilt.

Es ist wichtig, weiterhin einen Dermatologen aufzusuchen, um sicherzustellen, dass der Krebs nicht erneut auftritt. Wenn etwas nicht stimmt, wenden Sie sich umgehend an Ihren Arzt.

Die meisten Todesfälle durch Hautkrebs sind auf Melanome zurückzuführen. Wenn bei Ihnen ein Melanom diagnostiziert wird:

- Die Fünf-Jahres-Überlebensrate liegt bei 99 %, wenn der Krebs entdeckt wird, bevor sich der Krebs auf die Lymphknoten ausbreitet.
- Die 5-Jahres-Überlebensrate liegt bei Migration in benachbarte Lymphknoten bei 66 %.
- Die 5-Jahres-Überlebensrate beträgt 27 %, wenn die Erkrankung auch entfernte Lymphknoten und andere Organe befallen hat.

Wann sollte ich meinen Gesundheitsdienstleister aufsuchen?

Vereinbaren Sie einen Termin bei Ihrem Arzt oder Dermatologen, sobald Sie Folgendes bemerken:

- Jegliche Veränderungen Ihrer Haut oder Veränderungen der Größe, Form oder Farbe bestehender Muttermale oder andere Hautprobleme.
- Das Aussehen von neuem Wachstum auf Ihrer Haut.
- Eine Wunde, die nicht heilt.
- Flecken auf Ihrer Haut, die sich von anderen unterscheiden.
- Alle Flecken, die sich verändern, jucken oder bluten.
- Ihr Arzt wird Ihre Haut untersuchen, eine Biopsie durchführen (falls erforderlich), eine Diagnose stellen und die Therapie besprechen. Konsultieren Sie außerdem einmal jährlich Ihren Hautarzt für eine umfassende Hautuntersuchung.

Welche Fragen sollte ich meinem Gesundheitsdienstleister stellen?

Folgende Fragen sollten Sie Ihrem Hautarzt stellen:

- Welche Form von Hautkrebs habe ich?
- In welchem Stadium befindet sich mein Hautkrebs?
- Welche Tests benötige ich?
- Was ist die beste Therapie für meinen Hautkrebs?
- Welche Nebenwirkungen hat die Behandlung?
- Was sind die wahrscheinlichen Probleme dieser bösartigen Erkrankung und die Therapie dafür?
- Welches Ergebnis kann ich erwarten?
- Habe ich ein erhöhtes Risiko für weitere Hautkrebserkrankungen?
- Wie oft sollte ich zu Nachuntersuchungen erscheinen?

HÄUFIG GESTELLTE FRAGEN

Wie kann Hautkrebs zu einer lebensbedrohlichen bösartigen Erkrankung werden?

Sie fragen sich vielleicht, wie Krebs auf der Hautoberfläche zu einer lebensbedrohlichen bösartigen Erkrankung werden kann. Es liegt auf der Hand, sich vorzustellen, dass man lediglich die Haut mit den Krebszellen abkratzen oder sogar die bösartige Hautläsion mit einer kleinen Hautoperation entfernen könnte, und das wäre alles, was erforderlich wäre. Diese Verfahren werden effektiv eingesetzt, wenn Krebs frühzeitig entdeckt wird.

Aber wenn Hautkrebs nicht frühzeitig erkannt wird, kann sich etwas entwickeln, das „nur auf meiner Haut" ist und sich über die lokale Region hinaus ausbreitet. Krebszellen brechen aus und wandern durch den Blutkreislauf oder das Lymphsystem.

Die Krebszellen siedeln sich an anderen Stellen in Ihrem Körper an, vermehren sich weiter und entwickeln sich zu neuen Tumoren. Diese Ausbreitung und

Ausbreitung wird als Metastasierung bezeichnet.

Die Art der Krebszelle, aus der der Krebs ursprünglich entstand – der sogenannte Primärkrebs – definiert die Art des Krebses. Wenn beispielsweise ein bösartiges Melanom in die Lunge metastasiert, würde der Krebs immer noch als bösartiges Melanom bezeichnet. So kann sich aus oberflächlichem Hautkrebs eine lebensbedrohliche bösartige Erkrankung entwickeln.

Warum tritt Hautkrebs bei farbigen Menschen an mehr nicht der Sonne ausgesetzten Körperstellen auf?
Wissenschaftler wissen nicht genau, warum Menschen mit Hautfarbe an Stellen, die nicht der Sonne ausgesetzt sind, wie Händen und Füßen, an Krebs erkranken. Sie gehen davon aus, dass die Sonne einen geringeren Einfluss hat. Allerdings stoßen

Ärzte immer noch auf zahlreiche durch UV-Sonnenlicht verursachte Melanome und Plattenepithelkarzinome der Haut bei Personen ethnischer Herkunft, deren Hauttöne von hell bis extrem dunkel reichen.

SIND ALLE MAULE KREBSFREI?
Die meisten Muttermale sind nicht bösartig. Einige Muttermale sind von Geburt an vorhanden, andere entwickeln sich etwa bis zum 40. Lebensjahr. Die meisten Menschen haben zwischen 10 und 40 Muttermale.

In seltenen Fällen kann sich ein Muttermal zu einem Melanom entwickeln. Wenn Sie mehr als 50 Muttermale haben, besteht ein erhöhtes Risiko, an einem Melanom zu erkranken.

KAPITEL 2

<u>Entlarvung</u> <u>gängiger</u>
<u>Mythen/Missverständnisse über Hautkrebs</u>

Es ist wichtig, Ihre Haut vor den schädlichen Strahlen der Sonne zu schützen. Denn Sonneneinstrahlung kann Hautkrebs verursachen, einschließlich Melanomen – der schwersten Art von Hautkrebs.

Beim Melanom entwickeln sich Krebszellen auf Ihrer Haut, entweder in einer neuen Region oder auf oder um ein vorhandenes Muttermal. Wenn Sie diese bösartigen Hauterkrankungen erkennen und umgehend behandeln lassen, sind sie im Allgemeinen heilbar. Doch unbehandelt können sie sich auf die Lymphknoten und andere Organe ausbreiten und zum Tod führen.

MYTHOS: Hautkrebs ist nicht gefährlich
FAKT: Während bestimmte Formen von Hautkrebs äußerst heilbar sind und hohe Überlebensraten aufweisen, ist das Melanom die schlimmste Art von Hautkrebs.

Nach Angaben der American Cancer Society (ACS) sind die Melanom-Diagnoseraten in den letzten Jahrzehnten erheblich gestiegen und es wird prognostiziert, dass im Jahr 2022 7.650 Menschen daran sterben werden. Daher ist es von entscheidender Bedeutung, bei Abweichungen von der Norm einen Arzt aufzusuchen.

MYTHOS: Melanome kommen selten vor und betreffen vor allem ältere Menschen
FAKT: Das ACS geht davon aus, dass im Jahr 2022 bei über 100.000 Menschen diese Art von Hautkrebs diagnostiziert wird. Sie werden zu den mehr als 1 Million Menschen hinzukommen, die damit leben. Und obwohl es stimmt, dass viele dieser

Leute älter sind, sind auch jüngere Menschen nicht davon ausgenommen. „Es ist eine der häufigsten bösartigen Erkrankungen bei jungen Menschen, insbesondere bei jungen Frauen."

MYTHOS: Menschen mit dunklerer Haut bekommen kein Melanom
FAKT: „Melanom unterscheidet nicht." Menschen mit blasser Haut und hellerer Augenfarbe haben tatsächlich ein erhöhtes Risiko für diese Form von Hautkrebs.

Aber es trifft Menschen aller Ethnien und Hautfarben. Und Personen mit dunklerer Hautfarbe werden häufiger in einem späteren Stadium der Krankheit (nachdem sie sich ausgebreitet hat) identifiziert (nachdem sie sich ausgebreitet hat). Daher ist die Wahrscheinlichkeit, dass sie dem standhalten, geringer als bei Personen mit hellerer Haut.

MYTHOS: Melanome befallen nur die Haut

FAKT: Die Haut ist der am häufigsten vorkommende Bereich, in dem diese Krebsart wächst. Es kann aber auch an Augen, Kopfhaut, Nägeln, Füßen und Schleimhäuten wie den Nebenhöhlen, der Innenseite von Nase oder Mund, Vagina und Anus auftreten.

MYTHOS: Melanome haben immer eine dunkle Farbe

FAKT: Manchmal erscheinen diese bösartigen Erkrankungen rosa, rot, violett oder farblos. „Ein Fleck auf Ihrer Haut, der asymmetrisch ist oder einen unebenen Rand hat, sollte immer noch im Auge behalten werden, egal welche Farbe er hat."

MYTHOS: Man bekommt nur dann ein Melanom, wenn man jahrelang der Sonne ausgesetzt war

FAKT: Diese Form von Krebs hängt mit der zeitweiligen Sonneneinstrahlung während der Kindheit und im gesamten Leben zusammen. Und bereits ein einziger blasenbildender Sonnenbrand in jungen Jahren kann die Wahrscheinlichkeit erhöhen, an Hautkrebs zu erkranken, während fünf oder mehr blasenbildende Sonnenbrände im Alter zwischen 15 und 20 Jahren Ihr Risiko um 80 % erhöhen.

MYTHOS: Wenn Sie an einem Melanom erkranken, ist die Behandlung in der Regel einfach

FAKT: Wenn Sie ein Melanom frühzeitig erkennen, kann die Therapie recht unkompliziert sein. Wenn sich das Melanom jedoch auf die Leber, das Gehirn, die Knochen oder das Verdauungssystem ausbreitet, sind möglicherweise invasivere und langfristigere Therapien erforderlich, und es kann tödlich sein.

MYTHOS: An bewölkten Tagen muss man keinen Sonnenschutz auftragen

FAKT: An bewölkten Tagen können immer noch 80 % der UV-Strahlung der Sonne auf Ihre Haut gelangen. Bewölkte Staaten wie Washington, Oregon und Vermont weisen einige der höchsten Melanominzidenzen auf. „Bewölktes Wetter kann dem Einzelnen ein falsches Gefühl von Schutz vermitteln."

MYTHOS: Ihre Kosmetik bietet ausreichend Sonnenschutz für Ihr Gesicht

FAKT: Die meisten Kosmetikprodukte enthalten nicht den notwendigen Lichtschutzfaktor von 30 oder höher. Und selbst wenn dies bei Ihnen der Fall ist, erhalten Sie nicht den Schutz, den Sie benötigen, es sei denn, Sie wenden ihn alle zwei Stunden erneut an.

MYTHOS: Mit einem Solarium können Sie eine sichere Bräune erreichen

FAKT: Nach Angaben der Skin Cancer Foundation können Solarien in Innenräumen 10 bis 15 Mal mehr UV-Strahlung abgeben als die Sonne auf ihrem Höhepunkt. Die Nutzung eines Solariums vor dem 35. Lebensjahr erhöht das Risiko, an einem Melanom zu erkranken, um 75 %. Und das Bräunen in Innenräumen ist in den Vereinigten Staaten mit etwa 6.200 Fällen von Melanomen pro Jahr verbunden.

MYTHOS: Eine Grundbräune kann Sie vor Melanomen schützen

FAKT: Wenn sich Ihre Haut als Reaktion auf Sonneneinstrahlung verfärbt, ist das ein Hinweis auf eine Schädigung. Eine sichere Grundbräune gibt es nicht. Wenn Sie das Aussehen gebräunter Haut mögen, wählen Sie eine Lotion oder einen Bronzer.

MYTHOS: Um das benötigte Vitamin D zu erhalten, muss man sich ohne Sonnenschutz der Sonne aussetzen

FAKT: Es stimmt, dass Ihre Haut Vitamin D produziert, wenn Sie sie ungeschützt der Sonne aussetzen. Aber eine solche Exposition erhöht auch Ihr Hautkrebsrisiko.

„Es ist sicherer, Vitamin D über Mahlzeiten wie Milch und Getreideprodukte, denen Vitamin D zugesetzt ist, oder über Nahrungsergänzungsmittel zu sich zu nehmen."

MYTHOS: Wer Sonnenschutzmittel aufträgt, ist vor Hautkrebs geschützt

FAKT: Sonnenschutz ist von entscheidender Bedeutung, und Sie sollten zum Schutz vor UV-Strahlung einen Breitband-Sonnenschutz mit einem Lichtschutzfaktor von 30 oder mehr auftragen und alle zwei Stunden erneut auftragen. Aber Sonnenschutzmittel sind einfach ein Produkt, das Ihnen helfen kann, sich zu schützen.

Vermeiden Sie außerdem direkte Sonneneinstrahlung zwischen 10 und 16 Uhr, suchen Sie nach Möglichkeit Schatten auf und tragen Sie einen Hut mit breiter Krempe und eine Sonnenbrille, die gefährliche UV-Strahlen filtert, um Ihr Hautkrebsrisiko zu minimieren.

MYTHOS: Hautkrebs betrifft nur Menschen mit heller Haut.
FAKT: Während Menschen mit heller Haut anfälliger für Hautkrebs sind, kann er jeden betreffen, unabhängig vom Hautton.

MYTHOS: Hautkrebs ist keine ernste Erkrankung.
FAKT: Hautkrebs, insbesondere Melanome, kann tödlich sein, wenn er nicht frühzeitig erkannt und behandelt wird.

MYTHOS: An bewölkten Tagen ist Sonnenschutz nicht notwendig.
FAKT: Auch an bewölkten Tagen können die UV-Strahlen der Sonne die Erde erreichen, daher ist es wichtig, auch bei bewölktem Himmel Sonnenschutzmittel zu verwenden.

MYTHOS: Eine Grundbräune schützt Sie vor Sonnenbrand.

FAKT: Eine Grundbräune bietet keinen ausreichenden Schutz vor der Sonne und kann Ihr Hautkrebsrisiko erhöhen.

MYTHOS: Hautkrebs tritt nur an Hautstellen auf, die der Sonne ausgesetzt waren.

FAKT: Hautkrebs kann an jedem Körperteil auftreten, auch an Stellen, die normalerweise nicht der Sonne ausgesetzt sind.

MYTHOS: Solarien sind sicher.

FAKT: Solarien strahlen schädliche UV-Strahlen aus, die das Hautkrebsrisiko erhöhen können.

MYTHOS: Hautkrebs ist nur für ältere Menschen ein Problem.

FAKT: Obwohl das Risiko für Hautkrebs mit zunehmendem Alter steigt, kann er in jedem Alter auftreten. Für Menschen jeden

Alters ist es wichtig, sich vor der Sonne zu schützen und ihre Haut zu schützen.

MYTHOS: Hautkrebs tritt nur an Stellen auf, die rot oder verbrannt sind.
FAKT: Hautkrebs kann an jedem Teil der Haut auftreten, unabhängig davon, ob er verbrannt ist oder nicht.

MYTHOS: Wenn Sie dunkle Haut haben, besteht kein Risiko für Hautkrebs.
FAKT: Menschen mit dunklerer Haut erkranken zwar seltener an Hautkrebs, dies ist jedoch dennoch möglich und es ist wichtig, dass jeder auf Sonnenschutz achtet.

MYTHOS: Hautkrebs ist selten.
FAKT: Hautkrebs ist die häufigste Krebsart in den Vereinigten Staaten. Jedes Jahr werden Millionen Fälle diagnostiziert.

MYTHOS: Sonnencreme muss man nur am Strand tragen.

FAKT: Es ist wichtig, Ihre Haut immer vor den schädlichen UV-Strahlen der Sonne zu schützen, wenn Sie draußen sind, auch wenn Sie nicht am Strand sind.

MYTHOS: Sie müssen die Sonnencreme nicht erneut auftragen, wenn Sie nicht schwitzen oder schwimmen.

FAKT: Sonnenschutzmittel sollten alle zwei Stunden oder unmittelbar nach dem Schwimmen oder Schwitzen erneut aufgetragen werden.

MYTHOS: Das Tragen von Kleidung und einem Hut schützt ausreichend vor der Sonne.

FAKT: Das Tragen von Schutzkleidung und einer Kopfbedeckung kann zwar dazu beitragen, das Hautkrebsrisiko zu senken, dennoch ist es wichtig, Sonnenschutzmittel zu verwenden, um einen vollständigen Schutz zu gewährleisten.

MYTHOS: Hautkrebs ist nicht erblich.

FAKT: Das Risiko, an Hautkrebs zu erkranken, ist genetisch bedingt, sodass Menschen, bei denen in der Familie Hautkrebs vorkommt, möglicherweise eher selbst daran erkranken.

MYTHOS: Hautkrebs wird nur durch die Sonne verursacht.

FAKT: Während die UV-Strahlung der Sonne die Hauptursache für Hautkrebs ist, kann sie auch durch andere UV-Strahlungsquellen wie Solarien verursacht werden.

MYTHOS: Wenn Sie viele Muttermale haben, besteht ein höheres Risiko für Hautkrebs.

FAKT: Obwohl viele Muttermale das Hautkrebsrisiko erhöhen können, ist es wichtiger, auf das Aussehen und die Veränderungen einzelner Muttermale zu achten als auf die Gesamtzahl.

MYTHOS: Hautkrebs betrifft nur die Hautoberfläche.

FAKT: Hautkrebs kann sich auf andere Körperteile ausbreiten, wenn er nicht frühzeitig erkannt und behandelt wird.

DAS FAZIT

Es gibt viele Missverständnisse über Melanome und Hautkrebs im Allgemeinen. Niemand ist immun gegen die Krankheit, daher ist es wichtig, dass Sie Ihre Haut jeden Monat von Kopf bis Fuß untersuchen. Wenn Sie ein neues Muttermal oder eine Veränderung eines bestehenden Muttermals sehen, wenden Sie sich an einen Arzt.

KAPITEL 3

<u>Tipps zur Bewältigung von Hautkrebs</u>

Emotionales Wohlbefinden und Bewältigungsstrategien bei Hautkrebs
- Umgang mit den emotionalen Auswirkungen einer Hautkrebsdiagnose
- Hilfe von Angehörigen, Selbsthilfegruppen oder Therapeuten finden
- Umgang mit Angst, Stress und Traurigkeit

Hautkrebs kann bei Personen, die eine Diagnose erhalten, große emotionale Auswirkungen haben. Es kann zu Sorgen, Ängsten, Verzweiflung, Wut und Unsicherheit über die Zukunft führen. Der Umgang mit den emotionalen Komponenten von Hautkrebs ist für das allgemeine Wohlbefinden von entscheidender Bedeutung und kann zu einem besseren Behandlungserfolg führen. In dieser Antwort werden wir das emotionale Wohlbefinden von Menschen mit Hautkrebs untersuchen und Bewältigungstechniken für den Umgang mit den begleitenden Problemen erforschen.

UMGANG MIT DEN EMOTIONALEN AUSWIRKUNGEN EINER HAUTKREBSDIAGNOSE:

Die Diagnose Hautkrebs kann belastend sein und verschiedene emotionale Reaktionen hervorrufen. Es ist entscheidend, diese Gefühle zu erkennen und angemessen zu behandeln. Hier sind einige Strategien, die Sie in Betracht ziehen sollten:

EMOTIONEN ANERKENNEN UND AUSDRÜCKEN: Erlauben Sie sich, Ihre Gefühle zu fühlen und auszudrücken. Es ist üblich, eine Vielzahl von Emotionen zu erleben, darunter Angst, Trauer, Wut oder Verärgerung. Geben Sie sich die Erlaubnis, diese Gefühle zu erleben, und finden Sie geeignete Methoden, um sie auszudrücken, z. B. durch ein Gespräch mit einem vertrauenswürdigen Freund oder Familienmitglied, das Schreiben eines Tagebuchs oder die Teilnahme an kreativen Aktivitäten wie Malen oder Musik.

BILDEN SIE SICH: Wenn Sie mehr über Hautkrebs, seine Therapien und die Prognose erfahren, können Sie Sorgen und Unsicherheiten lindern.

Wenden Sie sich an Ihren Arzt oder suchen Sie nach glaubwürdigen Informationsquellen, um Ihre Situation besser zu verstehen. Es ist jedoch von entscheidender Bedeutung, ein Gleichgewicht zwischen der Information und der Vermeidung einer übermäßigen

Exposition gegenüber potenziell verstörendem Material zu finden.

SUCHEN SIE HILFE: Wenden Sie sich an Ihre Lieben, Freunde oder Selbsthilfegruppen, die Ihnen in dieser schwierigen Zeit emotionalen Beistand leisten können. Mit vertrauenswürdigen Menschen offen über Ihre Gedanken und Sorgen zu sprechen, kann Trost spenden und Stress abbauen.

Es kann sehr nützlich sein, Ihre Erfahrungen mit anderen zu teilen, die ähnliche Wege in Selbsthilfegruppen gegangen sind, da sie Empathie, Verständnis und praktische Hilfe vermitteln können.

Unterstützung von geliebten Menschen, Selbsthilfegruppen oder Therapeuten finden:
Unterstützung aus zahlreichen Quellen kann das emotionale Wohlbefinden von

Menschen mit Hautkrebs erheblich verbessern. Erwägen Sie die folgenden Optionen:

LIEBSTE MENSCHEN: Verlassen Sie sich bei der emotionalen Unterstützung auf Ihre Familie und enge Freunde. Sie haben ein offenes Ohr, unterstützen Sie, begleiten Sie zu Arztterminen und helfen Ihnen bei praktischen Problemen. Das Teilen Ihrer Gedanken und Gefühle mit geliebten Menschen kann Ihre Beziehung verbessern und das Gefühl der Einsamkeit lindern.

UNTERSTÜTZUNGSGRUPPEN: Der Beitritt zu einer Selbsthilfegruppe für Menschen mit Hautkrebs kann enorm nützlich sein. Diese Gruppen bieten einen sicheren Raum, um Erfahrungen auszutauschen, Bewältigungsstrategien zu besprechen und emotionale Unterstützung von Menschen zu erhalten, die sich mit Ihrem Weg identifizieren können. Lokale Krebskliniken, Krankenhäuser oder

Internet-Communities bieten möglicherweise Möglichkeiten zur Selbsthilfegruppe an.

Therapeuten oder Berater: Professionelle Unterstützung durch Therapeuten oder Berater, die auf Onkologie oder den Umgang mit chronischen Krankheiten spezialisiert sind, kann eine erhebliche Unterstützung sein.

Sie können Ihnen dabei helfen, Ihre Gefühle zu verarbeiten, Bewältigungsstrategien zu entwickeln und Hinweise zum Umgang mit Stress und Ängsten zu geben. Therapeuten können verschiedene Methoden wie die kognitive Verhaltenstherapie (CBT) oder Achtsamkeitstechniken anwenden, um bestimmte emotionale Schwierigkeiten anzugehen.

BEWÄLTIGUNG VON ANGST, STRESS UND DEPRESSION:

Hautkrebs kann zu erhöhter Sorge, Anspannung und Verzweiflung führen. Der Einsatz von Bewältigungsmethoden könnte helfen, effektiv mit diesen Gefühlen umzugehen:

Kognitive Verhaltenstechniken: Die kognitive Verhaltenstherapie (CBT) kann Patienten dabei helfen, negative Denkmuster im Zusammenhang mit ihrer Krankheit zu erkennen und zu bekämpfen. Diese Behandlung konzentriert sich auf die Neuausrichtung des Denkens, die Verbesserung von Bewältigungsstrategien und die Stärkung der Problemlösungsfähigkeiten.

ENTSPANNUNGSTECHNIKEN: Entspannungsaktivitäten wie tiefes Atmen, progressive Muskelentspannung oder geführte Bilder können dazu beitragen, Ängste abzubauen und ein Gefühl des Friedens zu erzeugen.

ACHTSAMKEIT UND MEDITATION: Das Praktizieren von Achtsamkeit und Meditation kann das emotionale Wohlbefinden fördern, indem das Bewusstsein für den gegenwärtigen Moment entwickelt, Stress abgebaut und die allgemeine mentale Belastbarkeit gestärkt wird.

KÖRPERLICHE AKTIVITÄT: Regelmäßige Bewegung verbessert nachweislich die Stimmung und verringert Ängste und Traurigkeit. Sich an körperlichen Aktivitäten zu beteiligen, die Ihren Talenten und Interessen entsprechen, kann eine nützliche Ergänzung zu Ihren Bewältigungsstrategien sein.

SUCHEN SIE EINE PROFESSIONELLE BEHANDLUNG: Wenn Angstzustände, Stress oder Depressionen überwältigend werden oder Ihr Alltagsleben beeinträchtigen, sollten Sie darüber nachdenken, professionelle Hilfe in

Anspruch zu nehmen. Ein Experte für psychische Gesundheit kann die Behandlung durchführen, bei Bedarf geeignete Medikamente verabreichen und Ratschläge zu Bewältigungstechniken geben, die auf Ihre individuellen Bedürfnisse zugeschnitten sind.

Bleiben Sie informiert, aber setzen Sie Grenzen: Es ist zwar notwendig, über Ihre Gesundheit und Therapie auf dem Laufenden zu bleiben, aber es ist auch wichtig, Grenzen für Ihr emotionales Wohlbefinden zu setzen. Begrenzen Sie den Kontakt mit verstörenden Inhalten, vermeiden Sie umfangreiche Online-Suchen und konzentrieren Sie sich auf zuverlässige Informationsquellen. Dies kann dazu beitragen, unnötige Spannungen oder Ängste zu beseitigen.

Denken Sie daran, dass die Erfahrung jedes Menschen mit Hautkrebs einzigartig ist und es von entscheidender Bedeutung ist, die

Bewältigungsmechanismen zu identifizieren, die für Sie am besten funktionieren. Nehmen Sie bei Bedarf Hilfe in Anspruch und kümmern Sie sich während Ihrer gesamten Krebserfahrung ganzheitlich um sich selbst.

Sonnenschutzmaßnahmen gegen Hautkrebs
- Bedeutung des Sonnenschutzes zur Vermeidung weiterer Schäden
- Tipps zum effizienten Auftragen von Sonnenschutzmitteln
- Tragen von Schutzkleidung und Zubehör
- Bei starker Sonneneinstrahlung Schutz suchen

Um zusätzliche Hautschäden zu vermeiden und das Risiko, an Hautkrebs zu erkranken, zu senken, ist die Anwendung geeigneter Sonnenschutzmaßnahmen von entscheidender Bedeutung. Hier sind einige grundlegende Tipps zum Schutz Ihrer Haut vor den schädlichen Auswirkungen der Sonne:

WICHTIGKEIT DES SONNENSCHUTZES : Sonnenschutz erfüllt eine entscheidende Funktion bei der Vermeidung zusätzlicher Hautschäden. Eine längere und ungeschützte Einwirkung der UV-Strahlen der Sonne kann zu vielen Formen von Hautkrebs führen, darunter Melanom, Basalzellkarzinom und Plattenepithelkarzinom.

Durch die Umsetzung von Sonnenschutzmaßnahmen können Sie die Wahrscheinlichkeit, an diesen Krankheiten zu erkranken, drastisch senken. Der Schutz der Haut junger Menschen ist besonders wichtig, da diese anfälliger für Sonnenbrand und Langzeitschäden sind.

TIPPS FÜR EINE EFFEKTIVE ANWENDUNG VON SONNENSCHUTZ:
Sonnenschutzmittel sind ein wesentlicher Bestandteil jeder Sonnenschutzpraxis. Hier sind einige Empfehlungen zum effektiven Auftragen von Sonnenschutzmitteln:

- Wählen Sie einen Breitband-Sonnenschutz, der sowohl vor UVA- als auch vor UVB-Strahlung schützt. Achten Sie auf einen Lichtschutzfaktor (LSF) von 30 oder höher.
- Tragen Sie mindestens 15 bis 30 Minuten vor dem Gehen ins Freie großzügig Sonnenschutzmittel auf alle exponierten Hautbereiche auf. Vernachlässigen Sie nicht die normalerweise ignorierten Stellen wie die Ohren, den Nacken und die Fußspitzen.
- Tragen Sie die Sonnencreme alle zwei Stunden erneut auf, oder öfter, wenn Sie schwimmen oder stark schwitzen.

- Achten Sie auf das Verfallsdatum Ihres Sonnenschutzmittels und ersetzen Sie es, wenn es abgelaufen ist.
- Denken Sie daran, dass Sonnenschutzmittel keine vollständige Barriere gegen die schädlichen Sonnenstrahlen darstellen und daher in Kombination mit anderen Sonnenschutzmethoden verwendet werden sollten.
- Tragen von Schutzkleidung und Zubehör:
- Zusätzlich zum Sonnenschutz kann das Tragen von Schutzkleidung und -zubehör Ihren Sonnenschutz erheblich verbessern. Hier einige Empfehlungen:
- Entscheiden Sie sich für eng gewebte Kleidung wie langärmlige Hemden, lange Hosen und Mützen mit breiter Krempe. Diese Geräte bilden eine physische Barriere gegen die

Sonnenstrahlen und verringern die direkte Belastung der Haut.

- Wählen Sie leichte und atmungsaktive Materialien, um bei heißem Wetter kühl und bequem zu bleiben.
- Suchen Sie nach Kleidung mit einem UV-Schutzfaktor (UPF), der den Grad des UV-Schutzes anzeigt, den sie bietet. Höhere UPF-Werte sorgen für mehr Sonnenschutz.
- Tragen Sie eine Sonnenbrille, die sowohl UVA- als auch UVB-Strahlung filtert, um Ihre Augen und die sie umgebende empfindliche Haut zu schützen.

Auf der Suche nach Schatten während der höchsten Sonnenstunden:
Die Sonnenstrahlen sind zwischen 10 und 16 Uhr am hellsten und zerstörerischsten. Während dieser Spitzenzeiten ist es wichtig, so viel wie möglich Schatten aufzusuchen. Dies kann dazu beitragen, eine direkte

UV-Strahlung zu verhindern und das Risiko von Sonnenbrand und Hautschäden zu verringern.

Wenn Sie Schatten suchen, nutzen Sie Strukturen wie Sonnenschirme oder Vordächer oder suchen Sie Schutz hinter Bäumen oder Gebäuden. Denken Sie auch im Schatten daran, weiterhin zusätzliche Sonnenschutzmaßnahmen wie Sonnencreme und Schutzkleidung zu verwenden, da UV-Strahlung indirekt auf Ihre Haut gelangen kann.

Zusammenfassend lässt sich sagen, dass der Schutz Ihrer Haut vor der Sonne von entscheidender Bedeutung ist, um zusätzliche Schäden zu vermeiden und das Risiko von Hautkrebs zu senken. Wenn Sie diese Sonnenschutzpraktiken befolgen, einschließlich der Verwendung von Sonnenschutzmitteln, des Tragens von Schutzkleidung und -zubehör sowie der Suche nach Schutz während der

Hauptsonnenstunden, können Sie die Natur sicher genießen und eine gesunde Haut behalten. Denken Sie daran, Ihre Haut proaktiv zu schützen und Sonnenschutz zu einem Teil Ihrer täglichen Praxis zu machen.

HAUTKREBS-HAUTPFLEGE-TIPPS WÄHREND UND NACH DER BEHANDLUNG
- Sanfte Hautpflegeprogramme für empfindliche oder beeinträchtigte Haut
- Auswahl optimaler Hautpflegeprodukte und Vermeidung von Reizstoffen
- Umgang mit Trockenheit, Reizungen und anderen häufigen Nebenwirkungen

Hautkrebs ist eine gefährliche Erkrankung, die frühzeitige medizinische Behandlung erfordert. Während und nach der

Behandlung von Hautkrebs ist es notwendig, der Hautpflege zusätzliche Aufmerksamkeit zu schenken, um die Heilung zu fördern, die Haut zu erhalten und eventuell auftretende Nebenwirkungen zu bewältigen. Hier sind einige Hautpflegetipps für Personen, die sich einer Hautkrebsbehandlung unterziehen:

SANFTE HAUTPFLEGEVERFAHREN FÜR EMPFINDLICHE ODER GESCHÄDIGTE HAUT:

SANFT REINIGEN: Verwenden Sie ein sanftes, parfümfreies Reinigungsmittel, das speziell für empfindliche Haut geeignet ist. Vermeiden Sie starke Seifen oder Reinigungsmittel, die der Haut ihre natürlichen Öle entziehen könnten.

ACHTEN SIE AUF DIE WASSERTEMPERATUR: Verwenden Sie beim Reinigen der Haut lauwarmes Wasser, um zusätzliche Trockenheit oder Reizungen zu vermeiden.

TROCKNEN: Nach dem Baden die Haut sanft mit einem weichen Handtuch trocken tupfen. Vermeiden Sie es, die Haut zu berühren, da dies zu Reibung und erhöhtem Unbehagen führen kann.

REGELMÄSSIG FEUCHTIGKEIT: Tragen Sie zweimal täglich eine milde, parfümfreie Feuchtigkeitscreme auf die Haut auf. Suchen Sie nach Produkten mit beruhigenden Inhaltsstoffen wie Aloe Vera oder Ceramiden, die die Haut mit Feuchtigkeit versorgen und die Hautbarriere wiederherstellen.
Richtige Hautpflegeprodukte auswählen und Reizstoffe vermeiden:

LESEN SIE DIE ETIKETTEN SORGFÄLTIG: Suchen Sie nach Produkten, die als hypoallergen, parfümfrei und speziell für empfindliche Haut entwickelt gekennzeichnet sind. Vermeiden Sie Artikel, die potenziell reizende Bestandteile wie

Alkohol, Menthol oder starke Parfüme enthalten.

PATCH-TEST NEUE PRODUKTE: Bevor Sie ein neues Produkt auf Ihr gesamtes Gesicht oder Ihren Körper auftragen, führen Sie einen Patch-Test an einer kleinen Hautstelle durch, um festzustellen, ob unangenehme Reaktionen oder Allergien vorliegen.

SONNENSCHUTZ: Es ist wichtig, Ihre Haut vor den schädlichen UV-Strahlen der Sonne zu schützen, insbesondere während und nach einer Hautkrebsbehandlung. Wählen Sie ein Breitband-Sonnenschutzmittel mit hohem Lichtschutzfaktor und tragen Sie es großzügig auf alle exponierten Hautpartien auf. Tragen Sie außerdem Schutzkleidung und einen Hut mit breiter Krempe und suchen Sie nach Möglichkeit Schatten auf.
Bewältigung von Trockenheit, Juckreiz und anderen häufigen Nebenwirkungen:

Spenden Sie Feuchtigkeit von innen: Trinken Sie viel Wasser, um Ihre Haut von innen heraus mit Feuchtigkeit zu versorgen.

VERWENDEN SIE FEUCHTIGKEITSMITTEL: Tragen Sie nach dem Baden oder Duschen eine Feuchtigkeitscreme auf die feuchte Haut auf, um die Feuchtigkeit einzuschließen.

VERMEIDEN SIE HEISSE DUSCHEN ODER BÄDER: Heißes Wasser kann der Haut ihre natürlichen Öle entziehen, was zu Trockenheit und Reizungen führt. Entscheiden Sie sich stattdessen für lauwarmes Wasser.

BERUHIGENDE INHALTSSTOFFE: Suchen Sie nach Hautpflegeprodukten mit beruhigenden Inhaltsstoffen wie Haferflocken, Kamille oder Ringelblume. Diese können helfen, den Juckreiz zu lindern und Entzündungen zu reduzieren.

VERMEIDEN SIE REIZSTOFFE: Vermeiden Sie die Verwendung von abrasiven Peelings, Tonern oder Adstringentien, die die Haut zusätzlich reizen könnten. Greifen Sie stattdessen zu milden, parfümfreien Produkten.

WENDEN SIE IHREN ÄRZTLICHEN ANBIETER AUF: Wenn Sie unter schweren oder anhaltenden Nebenwirkungen wie übermäßiger Trockenheit, Reizung oder Hautreaktionen leiden, wenden Sie sich an Ihren Arzt, um sich über geeignete Behandlungsmöglichkeiten zu informieren.

Denken Sie daran, dass jede Haut einzigartig ist. Daher ist es wichtig, auf Ihren Körper zu hören und Ihre Hautpflege entsprechend anzupassen. Wenn Sie Bedenken oder Fragen zur Hautpflege während oder nach einer Hautkrebsbehandlung haben, wenden Sie sich bitte an Ihren Arzt oder Dermatologen, um individuelle Unterstützung zu erhalten.

KÖRPERBILD UND SELBSTWERTGEFÜHL

- Umgang mit Veränderungen im körperlichen Erscheinungsbild
- Strategien zur Verbesserung des Selbstwertgefühls und des körperlichen Image
- Bei Bedarf professionelle Hilfe in Anspruch nehmen

Hautkrebs kann aufgrund der Veränderungen im körperlichen Erscheinungsbild, die als Folge der Krankheit und ihrer Behandlung auftreten können, einen erheblichen Einfluss auf das Körperbild und das Selbstwertgefühl haben.

Der Umgang mit diesen Veränderungen mag schwierig sein, aber es gibt Möglichkeiten, die Menschen dabei helfen können, ihr Selbstwertgefühl zu steigern und ihr Körperbild zu verbessern. Bei Bedarf ist auch die Suche nach professioneller Unterstützung ein wichtiger

Schritt im Umgang mit den emotionalen Auswirkungen von Hautkrebs.

Hautkrebs erfordert in der Regel chirurgische Eingriffe, die zu Narben, Deformationen oder der Amputation von Körperteilen wie Ohren, Nase oder Gliedmaßen führen können. Darüber hinaus kann eine Bestrahlung oder Chemotherapie zu Hautanomalien wie Rötungen, Abblättern oder Pigmentierungsproblemen führen. Diese körperlichen Anomalien können belastend sein und das Körperbild beeinträchtigen, was zu einer Verringerung des Selbstwertgefühls und des Selbstvertrauens führt.

Der Umgang mit Veränderungen im körperlichen Erscheinungsbild ist ein langer Prozess, der sowohl Selbstmitgefühl als auch die Unterstützung anderer erfordert. Hier sind einige Möglichkeiten, die Menschen, die mit Hautkrebs zu kämpfen haben, dabei helfen können, ihr

Selbstwertgefühl und ihr Körperbild zu steigern:

SELBSTAKZEPTANZ UND SELBSTMITGEFÜHL: Es ist wichtig, die Veränderungen im körperlichen Erscheinungsbild als Folge von Hautkrebs zu bemerken und zu akzeptieren. Selbstmitgefühl zu üben bedeutet, mit sich selbst mitfühlend und verständnisvoll zu sein, anstatt zu kritisch oder wertend zu sein.

BILDUNG UND WISSEN: Das Wissen über die Auswirkungen der Hautkrebstherapie und die wahrscheinlichen Veränderungen im körperlichen Erscheinungsbild kann den Menschen helfen, ihre Erkrankung besser zu verstehen und damit klarzukommen. Es kann auch Sorgen und Missverständnisse lindern und den Menschen dabei helfen, fundierte Entscheidungen hinsichtlich ihrer Selbstfürsorge und Behandlungsalternativen zu treffen.

SUCHEN SIE UNTERSTÜTZUNG: Der Kontakt zu Personen, die auf ähnliche Probleme gestoßen sind, kann hilfreich sein. Selbsthilfegruppen oder Online-Communities bieten einen sicheren Raum, um Erfahrungen, Gefühle und Bewältigungsstrategien zu diskutieren. Darüber hinaus kann das Gespräch mit Freunden, Verwandten oder einem Therapeuten emotionale Unterstützung bieten und Menschen dabei helfen, ihre Emotionen zu verarbeiten.

SELBSTPFLEGE UND PFLEGE: Aktivitäten zur Selbstpflege, die das körperliche und geistige Wohlbefinden steigern, können zu einem guten Körperbild führen. Dazu kann es gehören, auf ausgezeichnete Hygiene zu achten, bequeme Kleidung zu tragen, die einem ein sicheres Gefühl gibt, und nach Möglichkeiten wie Kosmetika, Perücken oder Prothesen zu suchen, um bei Bedarf das Aussehen zu verbessern.

Betonung von Stärken und Erfolgen: Die Verlagerung des Schwerpunkts vom körperlichen Erscheinungsbild auf persönliche Stärken, Fähigkeiten und Erfolge kann zur Steigerung des Selbstwertgefühls beitragen. Das Feiern von Erfolgen, das Setzen und Erreichen von Zielen und die Teilnahme an Aktivitäten, die Freude und Zufriedenheit bereiten, können ein gutes Selbstbild aufbauen.

SELBSTDRUCK ÜBEN: Sich an Aktivitäten zu beteiligen, die den Selbstausdruck ermöglichen, wie Malen, Musik, Schreiben oder andere kreative Möglichkeiten, kann therapeutisch sein und Menschen dabei helfen, ein Gefühl der Kontrolle und des Vertrauens in ihre Identität zurückzugewinnen.

GESUNDER LEBENSSTIL: Die Pflege der körperlichen Gesundheit durch regelmäßige Bewegung, eine ausgewogene Ernährung und ausreichend Schlaf kann zum allgemeinen Wohlbefinden und einem guten Körperbild beitragen. Körperliche Bewegung kann auch das Selbstwertgefühl steigern, indem sie Endorphine ausschüttet und Erfolgserlebnisse fördert.

Unter bestimmten Umständen können die emotionalen Auswirkungen von Hautkrebs und Veränderungen im körperlichen Erscheinungsbild überwältigend sein und eine fachkundige Behandlung erfordern.

Spezialisten für psychische Gesundheit wie Psychologen oder Therapeuten können Ratschläge, Unterstützung und spezielle Therapien zur Behandlung von Problemen mit dem Körperbild, Schwierigkeiten mit dem Selbstwertgefühl und zugrunde liegenden Ängsten oder Traurigkeit anbieten. Diese Spezialisten können Menschen dabei helfen, Bewältigungsmechanismen zu entwickeln, mit Emotionen umzugehen und auf die

Schaffung eines guten Selbstbildes hinzuarbeiten.

Zusammenfassend lässt sich sagen, dass Hautkrebs aufgrund der möglicherweise auftretenden Veränderungen im körperlichen Erscheinungsbild einen dramatischen Einfluss auf das Körperbild und das Selbstwertgefühl haben kann.

Der Umgang mit diesen Veränderungen erfordert Selbstakzeptanz, die Suche nach Unterstützung, die Ausübung von Selbstfürsorge, die Konzentration auf Stärken und die Inanspruchnahme professioneller Unterstützung bei Bedarf. Durch Bemühungen, Probleme mit dem Körperbild anzugehen und das Selbstwertgefühl zu stärken, können Menschen ihr allgemeines Wohlbefinden verbessern und sich an die Schwierigkeiten gewöhnen, die das Leben mit Hautkrebs mit sich bringt.

FINDEN SIE UNTERSTÜTZUNG IN IHRER GEMEINSCHAFT

- Kontakt zu lokalen Organisationen oder Krebs-Selbsthilfegruppen herstellen
- Teilnahme an Aktivitäten und Veranstaltungen zur Förderung des Bewusstseins und der Bildung
- Erfahrungen austauschen und von denen lernen, die ähnliche Probleme hatten

Sowohl für die Betroffenen als auch für ihre Angehörigen ist es von entscheidender Bedeutung, in Ihrer Gemeinde Unterstützung für Hautkrebspatienten zu finden. Der Umgang mit einer Krebsdiagnose kann schwierig sein, aber der Kontakt zu lokalen Gruppen, die Teilnahme an Sensibilisierungsaktivitäten und der Austausch von Geschichten können wichtige Unterstützung und Ressourcen bieten. Hier ist eine vollständige Zusammenfassung dieser drei Ansätze:

VERBINDUNG MIT LOKALEN ORGANISATIONEN ODER KREBSUNTERSTÜTZUNGSGRUPPEN:

A. FORSCHUNG: Erkunden Sie zunächst lokale Organisationen oder Krebsselbsthilfegruppen, die sich hauptsächlich auf Hautkrebs konzentrieren. Suchen Sie nach vertrauenswürdigen Gruppen wie der American Cancer Society (ACS) oder der Skin Cancer Foundation, die normalerweise lokale Niederlassungen oder Zugehörigkeiten haben.

B. ONLINE-RESSOURCEN: Besuchen Sie ihre Websites oder kontaktieren Sie sie, um mehr über die von ihnen angebotenen Dienste zu erfahren. Viele Organisationen bieten Ressourcen wie Lehrmaterialien, Hotlines, Internetforen und Verzeichnisse von Selbsthilfegruppen an.

C. TREFFEN DER UNTERSTÜTZUNGSGRUPPEN: Nehmen Sie an Treffen der Selbsthilfegruppen teil, die von lokalen Gruppen organisiert werden. Diese Zusammenkünfte bieten eine sichere und einladende Atmosphäre, in der von Hautkrebs betroffene Personen mit anderen interagieren können, die ihre Probleme verstehen. Die Teilnehmer der Selbsthilfegruppe erzählen in der Regel Geschichten, besprechen Bewältigungsstrategien und geben emotionale Unterstützung.

D. ONLINE-COMMUNITIES: Entdecken Sie Online-Communitys und Foren zum Thema Hautkrebs. Websites wie die Cancer Support Community (CSC) oder Inspire bieten Orte, an denen Menschen Kontakte knüpfen, ihre Erfahrungen austauschen, Fragen stellen und Unterstützung von anderen in ähnlichen Situationen erhalten können.

TEILNAHME AN AKTIVITÄTEN UND VERANSTALTUNGEN ZUR FÖRDERUNG

DES BEWUSSTSEINS UND DER BILDUNG
:

A. HAUTKREBS-Screenings: Bleiben Sie über lokale Aktivitäten informiert, die kostenlose oder kostengünstige Hautkrebs-Screenings anbieten. Diese Vorsorgeuntersuchungen können möglichen Hautkrebs frühzeitig erkennen und bieten die Möglichkeit, mehr über Präventions- und Selbstuntersuchungspraktiken zu erfahren.

B. SENSIBILISIERUNGSPROGRAMME: Nehmen Sie an lokalen Sensibilisierungsprogrammen für Hautkrebs teil. Diese Kampagnen können Aktivitäten wie Spaziergänge, Läufe oder Spendenaktionen umfassen, die darauf abzielen, das Bewusstsein und die Finanzierung für Hautkrebsforschung und Unterstützungsdienste zu schärfen.

C. BILDUNGSWORKSHOPS UND SEMINARE: Nehmen Sie an Workshops und Seminaren teil, die von örtlichen Gesundheitseinrichtungen, dermatologischen Kliniken oder Krebsselbsthilfegruppen angeboten werden. Diese Programme befassen sich im Allgemeinen mit Themen wie Hautkrebsprävention, Vorsorgeuntersuchungen, Behandlungsoptionen und Bewältigungstechniken. Sie bieten die Möglichkeit, von medizinischen Experten zu lernen und Menschen in der Gemeinde zu treffen, die sich für Hautkrebs-Aktivismus interessieren.

ERFAHRUNGEN TEILEN UND VON ANDEREN LERNEN:

A. UNTERSTÜTZUNGSGRUPPENGESPRÄCHE: Führen Sie bei Treffen der Selbsthilfegruppen offene und ehrliche

Gespräche. Indem Sie Ihre Erfahrungen und Probleme teilen, erhalten Sie möglicherweise Erkenntnisse von anderen, die ähnliche Umstände hatten. Den Erzählungen anderer zuzuhören kann auch Trost, Unterstützung und alternative Sichtweisen bringen.

B. ONLINE-UNTERSTÜTZUNGSFORMEN: Nehmen Sie an Online-Unterstützungsforen teil und diskutieren Sie Ihre Geschichte mit Hautkrebs. Indem Sie Ihre Erfahrungen teilen, können Sie zu einer hilfreichen Online-Community beitragen und vielleicht anderen bei ähnlichen Problemen helfen.

C. PEER-MENTORING: Suchen Sie nach Möglichkeiten für Peer-Mentoring-Programme in Ihrer lokalen Gemeinschaft oder über nationale Organisationen. Diese Programme verbinden Personen, bei denen gerade Hautkrebs diagnostiziert wurde, mit Überlebenden, die Ratschläge,

Unterstützung und persönliche Erfahrungen bei der Bewältigung des Prozesses geben können.

D. BERATUNGSDIENSTLEISTUNGEN: Erwägen Sie die Inanspruchnahme professioneller Beratungsdienste, z. B. Therapien oder Beratungsgespräche, die von Gesundheitseinrichtungen oder Krebsselbsthilfegruppen angeboten werden. Diese Programme können einen sicheren Raum bieten, um Gefühlen Luft zu machen, Probleme anzusprechen und Bewältigungsmethoden von erfahrenen Spezialisten zu erlernen.

Denken Sie daran, dass die Suche nach Unterstützung für Hautkrebs in Ihrer Gemeinde ein kontinuierlicher Prozess ist. Bleiben Sie mit lokalen Organisationen in Kontakt, nehmen Sie an Veranstaltungen teil und beteiligen Sie sich aktiv an Selbsthilfegruppen, um sicherzustellen, dass Sie während Ihrer Reise über ein Netzwerk an Ressourcen und eine unterstützende Community verfügen, auf die Sie sich verlassen können.

FÜR DIE ZUKUNFT PLANEN
- Verständnis für die Notwendigkeit häufiger Kontrolluntersuchungen und Vorsorgeuntersuchungen
- Verwaltung der Langzeitpflege und des Überlebens
- Anstrengungen unternehmen, um das Risiko eines erneuten Auftretens von Hautkrebs zu begrenzen

Wenn es um die Kontrolle und Vorbeugung von Hautkrebs geht, ist eine Zukunftsplanung von entscheidender Bedeutung. Durch die Umsetzung einer gründlichen Strategie können Menschen ihre Chancen auf eine Frühdiagnose erhöhen, die Langzeitpflege erfolgreich bewältigen und das Risiko eines erneuten Auftretens von Krebs senken. Hier finden

Sie eine vollständige Übersicht über die wesentlichen Elemente, die bei der Vorbereitung auf die Zukunft von Hautkrebs zu berücksichtigen sind:

DIE WICHTIGKEIT REGELMÄßIGER UNTERSUCHUNGEN UND UNTERSUCHUNGEN VERSTEHEN:
Regelmäßige Kontrolluntersuchungen und Vorsorgeuntersuchungen sind entscheidend, um Hautkrebs in einem frühen Stadium zu erkennen, in dem er am besten heilbar ist. Dermatologen raten dazu, regelmäßig Selbstuntersuchungen der Haut durchzuführen und sich mindestens einmal im Jahr einer professionellen Hautuntersuchung zu unterziehen.

Bei diesen Untersuchungen können Dermatologen problematische Muttermale oder Anomalien entdecken, die möglicherweise einer weiteren Untersuchung bedürfen. Wenn Menschen wissen, wie wichtig häufige Tests sind, können sie vorsichtig bleiben und möglichen Hautkrebs frühzeitig erkennen.

MANAGEMENT VON LANGZEITPFLEGE UND ÜBERLEBENSPFLEGE:
Für Patienten, bei denen Hautkrebs diagnostiziert wurde, sind eine angemessene Langzeitpflege und ein Überlebensmanagement von entscheidender Bedeutung. Dazu gehört die Kontaktaufnahme mit dem Gesundheitsteam, die Teilnahme an häufigen Nachuntersuchungen und die Einhaltung genehmigter Behandlungsprogramme.

Dermatologen und Onkologen bewerten den Fortschritt des Patienten, prüfen, ob ein erneutes Auftreten auftritt, und kümmern sich um mögliche Nebenwirkungen oder Folgen der Therapie. Der Aufbau eines starken Unterstützungsnetzwerks, zu dem medizinisches Fachpersonal, Familie und Freunde gehören, kann auch emotionale und praktische Hilfe während der gesamten Überlebensreise sein.

Maßnahmen ergreifen, um das Risiko eines erneuten Auftretens von Hautkrebs zu verringern:

Nach Abschluss der Behandlung von Hautkrebs ist es wichtig, vorbeugende Maßnahmen zu ergreifen, um das Risiko eines erneuten Auftretens zu begrenzen. Hier sind einige Strategien, die Sie in Betracht ziehen sollten:

A. SONNENSCHUTZ: Der richtige Sonnenschutz ist entscheidend, um zusätzliche Schäden an der Haut zu vermeiden. Dazu gehört das Tragen von Schutzkleidung, das Auftragen eines Breitband-Sonnenschutzmittels mit hohem Lichtschutzfaktor, das Finden von Schutz während der Hauptsonnenstunden sowie das Tragen von Sonnenbrillen und Hüten.

B. SONNENBETTEN VERMEIDEN: Solarien erzeugen gefährliche ultraviolette

(UV) Strahlung, die das Hautkrebsrisiko erhöht. Es ist wichtig, die Nutzung von Solarien zu vermeiden und sich für sicherere Optionen wie Selbstbräunungsprodukte zu entscheiden.

C. REGELMÄßIGE HAUTKONTROLLE: Auch nach der Therapie ist es wichtig, weiterhin Selbstuntersuchungen durchzuführen und die Haut auf etwaige Veränderungen zu überwachen. Die unverzügliche Meldung besorgniserregender Muttermale oder Läsionen an den Dermatologen kann bei Bedarf bei der frühzeitigen Diagnose und Behandlung hilfreich sein.

D. GESUNDER LEBENSSTIL: Die Aufrechterhaltung eines gesunden Lebensstils kann das allgemeine Wohlbefinden verbessern und das Risiko eines erneuten Auftretens von Hautkrebs verringern. Dazu gehören eine ausgewogene Ernährung, regelmäßige Bewegung, die

Regulierung des Stressniveaus sowie die Vermeidung von Tabak- und übermäßigem Alkoholkonsum.

Darüber hinaus ist es wichtig, über die neuesten Forschungsergebnisse und Durchbrüche in der Behandlung und Prävention von Hautkrebs auf dem Laufenden zu bleiben. Medizinische Fortschritte, neue Behandlungsmöglichkeiten und neue Technologien können die zukünftige Planung und Entscheidungsfindung tiefgreifend beeinflussen.

Es wird empfohlen, mit auf Hautkrebs spezialisierten Gesundheitsspezialisten zu sprechen, um einen maßgeschneiderten Ansatz zu entwickeln, der den individuellen Anforderungen und Umständen gerecht wird.

Denken Sie daran, dass Hautkrebs eine sehr vermeidbare und heilbare Erkrankung ist, wenn er frühzeitig erkannt wird. Indem Menschen sich aktiv auf die Zukunft vorbereiten und vorbeugende Maßnahmen ergreifen, können sie die Belastung ihres Lebens durch Hautkrebs erheblich verringern und ihre langfristige Prognose verbessern.

SEX & BEZIEHUNG

Der Umgang mit sexuellen Problemen bei Hautkrebspatienten erfordert Empathie, Verständnis und einen multidisziplinären Ansatz unter Einbeziehung des Gesundheitsteams des Patienten. Hautkrebs und seine Therapien können physische, emotionale und psychische Folgen für Menschen haben, die sich auf ihre sexuelle Gesundheit und Beziehungen auswirken können. Hier sind einige Empfehlungen zur Behandlung und Bewältigung sexueller Schwierigkeiten bei Hautkrebspatienten:

OFFENE KOMMUNIKATION: Ermutigen Sie Patienten, ihre Sorgen und sexuellen

Schwierigkeiten frei mit ihrem Gesundheitspersonal zu kommunizieren. Die Schaffung einer angenehmen und vorurteilsfreien Atmosphäre hilft den Patienten, ihre Probleme, Ängste und Fragen im Zusammenhang mit der sexuellen Gesundheit zu kommunizieren.

PATIENTEN AUFklären: Patienten angemessen über die möglichen Auswirkungen von Hautkrebs und seinen Therapien auf die sexuelle Gesundheit informieren. Erklären Sie die möglichen physischen und psychischen Veränderungen, denen sie begegnen können, wie z. B. Veränderungen im Körperbild, Narben, Erschöpfung oder Unwohlsein.

Gehen Sie auf Bedenken hinsichtlich des Körperbildes ein: Hautkrebs und seine Behandlungen können zu offensichtlichen Veränderungen im Erscheinungsbild führen, einschließlich Narbenbildung,

Deformationen oder Haarausfall. Solche Veränderungen können das Körperbild und das Selbstwertgefühl beeinträchtigen und das sexuelle Selbstvertrauen und die Intimität beeinträchtigen. Ermutigen Sie die Patienten, ihre Gedanken zu äußern, und geben Sie ihnen Hilfsmittel an die Hand, die sie bei der Bewältigung von Problemen mit dem Körperbild unterstützen, etwa Selbsthilfegruppen oder Beratungsdienste.

FÖRDERN SIE SELBSTPFLEGE UND SELBSTAKZEPTANZ: Fördern Sie Selbstpflegeverhalten, das das Körperbild und das Selbstvertrauen verbessern kann.

Ermutigen Sie die Patienten, sich an Dingen zu beteiligen, die sie lieben, wie zum Beispiel Sport zu treiben, Hobbys nachzugehen oder sich selbst etwas Gutes zu tun. Betonen Sie den Wert von Selbstakzeptanz und Selbstliebe und erinnern Sie die Patienten daran, dass ihr Wert nicht in erster Linie durch ihr körperliches Erscheinungsbild bestimmt wird.

NEBENWIRKUNGEN DER BEHANDLUNG BEHANDELN: Einige Hautkrebstherapien wie Operationen, Strahlentherapie oder Chemotherapie können körperliche Nebenwirkungen haben, die die sexuelle Funktion und das sexuelle Verlangen beeinflussen können. Arbeiten Sie mit dem Gesundheitsteam zusammen, um diese Nebenwirkungen richtig zu behandeln. Wenn eine Frau beispielsweise aufgrund hormoneller Veränderungen eine Scheidentrockenheit entwickelt, kann ein Gynäkologe topische Feuchtigkeitscremes verschreiben oder eine Hormontherapie vorschlagen.

BEREITSTELLEN VON RESSOURCEN ZUR SEXUELLEN GESUNDHEIT: Verweisen Sie Patienten an Fachleute für Sexualgesundheit oder Berater, die im Umgang mit Krebspatienten erfahren sind.

Diese Spezialisten können spezielle Hilfe, Therapie und Lösungen für den effizienten Umgang mit sexuellen Störungen anbieten. Sie können auch Informationen zu sexuellen Hilfsmitteln, Strategien und Übungen zur Steigerung der Intimität geben.

ENTDECKEN SIE ALTERNATIVE ARTEN DER INTIMITÄT: In Situationen, in denen sexuelle Aktivitäten möglicherweise nicht durchführbar oder angenehm sind, fordern Sie Patienten auf, alternative Arten der Intimität und Verbindung mit ihren Partnern zu erkunden. Dies kann eine emotionale Verbindung, nicht-sexuelle körperliche Intimität oder die Entwicklung neuer Methoden zur gegenseitigen Befriedigung beinhalten.

UNTERSTÜTZUNG DES PSYCHOLOGISCHEN WOHLBEFINDENS: Emotionale Unterstützung ist bei der Bewältigung sexueller Schwierigkeiten von entscheidender Bedeutung. Ermutigen Sie

Patienten, eine Therapie oder Selbsthilfegruppen aufzusuchen, um etwaige emotionale oder psychologische Probleme anzugehen. Psychiater können Bewältigungsstrategien, Techniken zur Stressbewältigung und Ratschläge zur Stärkung der Intimität im Rahmen der Krebsbehandlung vermitteln.

PARTNER EINBEZIEHEN: Ermutigen Sie Patienten, ihre Partner in Gespräche über sexuelle Gesundheit einzubeziehen. Partner können emotionale Unterstützung geben und dabei helfen, gemeinsam Antworten zu finden. Offene Kommunikation und gemeinsame Entscheidungsfindung können in dieser schwierigen Zeit zu einer tieferen Verbindung zwischen Paaren führen.

LANGFRISTIGE FOLLOW-UP: Sexuelle Schwierigkeiten können auch nach dem Ende der Hautkrebstherapie bestehen bleiben oder sich im Laufe der Zeit verändern. Daher ist es notwendig, regelmäßige Nachuntersuchungen einzuplanen, um etwaige anhaltende Probleme im Zusammenhang mit der sexuellen Gesundheit zu überprüfen und zu bewältigen.

Denken Sie daran, dass die Erfahrungen jedes Einzelnen mit Hautkrebs und seinem Einfluss auf die sexuelle Gesundheit einzigartig sind. Passen Sie Ihren Ansatz an die individuellen Anforderungen und Anliegen jedes Patienten an. Die Zusammenarbeit mit einem multidisziplinären Gesundheitsteam, zu dem Onkologen, Dermatologen, Psychologen und Sexualmediziner gehören, ist für die Bereitstellung einer umfassenden Behandlung von Hautkrebspatienten mit sexuellen Störungen von entscheidender Bedeutung.

FRAGEN, DIE PATIENTEN MIT HAUTKREBS IHREM ARZT STELLEN KÖNNEN:

- In welchem Stadium befindet sich mein Hautkrebs?
- Welche Form von Hautkrebs habe ich?
- Welche Behandlungsmöglichkeiten gibt es für meine spezielle Hautkrebsform?
- Wie wirksam sind diese Therapiemöglichkeiten?
- Mit welchen Nebenwirkungen kann ich bei der Behandlung rechnen?
- Wie wird sich die Therapie auf meinen Alltag und meine Routine auswirken?
- Kann ich während der gesamten Behandlung arbeiten?
- Muss ich operiert werden?
- Wie lange dauert die Therapie?
- Benötige ich nach der Behandlung eine Nachsorge oder Überwachung?
- Kann mein Hautkrebs geheilt werden?

- Wie ist die Prognose für meine spezielle Form von Hautkrebs?
- Gibt es klinische Studien oder experimentelle Therapien, an denen ich teilnehmen könnte?
- Wie kann ich meinen Hautkrebs zu Hause effektiv behandeln?
- Gibt es irgendwelche Anpassungen meines Lebensstils oder meiner Ernährung, um mein Ergebnis zu verbessern?
- Wie kann ich zukünftige Hautkrebserkrankungen vermeiden?
- Was soll ich tun, wenn ich Veränderungen oder neue Flecken auf meiner Haut sehe?
- Wie oft sollte ich zur Hautkrebsvorsorgeuntersuchung gehen?
- Wie kann ich mein Risiko, an Hautkrebs zu erkranken, senken?
- Welche Bedeutung hat Sonnenschutz bei der Hautkrebsprävention?

- Welche Funktion hat die Genetik bei der Entstehung von Hautkrebs?
- Wie erkenne ich die ersten Anzeichen von Hautkrebs?
- Kann Hautkrebs in andere Regionen meines Körpers wandern?
- Muss ich mich einer Chemotherapie oder Strahlentherapie unterziehen?
- Wie wird die Therapie mein Aussehen verändern?
- Wie wirkt sich die Therapie auf meine Lebensqualität aus?
- Wie kann ich Schmerzen oder Beschwerden während der Behandlung kontrollieren?
- Wie kann ich während der Behandlung Unterstützung von Freunden und Familie erhalten?
- Gibt es Finanzierungsmöglichkeiten oder Unterstützung, die mir bei der Bewältigung der Behandlungskosten helfen?

- Kann ich während der Behandlung weiterhin arbeiten oder typischen Aktivitäten nachgehen?
- Wie wirkt sich die Therapie auf mein körperliches und geistiges Wohlbefinden aus?
- Stehen mir während der gesamten Behandlung Selbsthilfegruppen oder Beratungsdienste zur Verfügung?
- Kann ich während der Behandlung weiterhin meine normalen Medikamente einnehmen?
- Was soll ich tun, wenn bei der Behandlung unangenehme Nebenwirkungen auftreten?
- Wie kann ich mein Gesundheitsteam bezüglich meiner Bedenken oder Fragen kontaktieren?
- Welche langfristigen Auswirkungen hat die Therapie auf meinen Hautkrebs?
- Wie kann ich meinen Hautkrebs in Zukunft behandeln, um ein Wiederauftreten zu vermeiden?

- Kann ich damit rechnen, dass es nach der Behandlung zu körperlichen Einschränkungen kommen wird?
- Wie kann ich über die neuesten Forschungsergebnisse und Durchbrüche in der Hautkrebsbehandlung auf dem Laufenden bleiben?
- Gibt es noch etwas, das ich über meine Behandlung und Pflege bei Hautkrebs wissen oder fragen sollte?

KAPITEL 4

Komplementäre und alternative Behandlungen für Hautkrebs

EINFÜHRUNG IN KOMPLEMENTÄRE UND ALTERNATIVE BEHANDLUNGEN BEI HAUTKREBS

Hautkrebs ist eine weit verbreitete Krebsart, die entsteht, wenn sich abnormale Zellen in der Haut unkontrolliert vermehren. Sie wird im Allgemeinen durch die Einwirkung von ultraviolettem (UV) Licht der Sonne oder künstlicher Quellen wie Solarien verursacht.

Zu den traditionellen Therapien für Hautkrebs gehören Operationen, Strahlentherapie, Chemotherapie und gezielte Therapie. Manche Menschen suchen jedoch neben oder anstelle traditioneller Techniken nach ergänzenden und alternativen Therapien (CAM).

Komplementäre und alternative Therapien beziehen sich auf eine Vielzahl medizinischer und gesundheitsbezogener Techniken, die normalerweise nicht als Teil der traditionellen Medizin gelten.

Ziel dieser Therapien ist es, unterstützende Pflege zu bieten, das Wohlbefinden zu steigern und die allgemeine Lebensqualität zu verbessern. Es ist wichtig hervorzuheben, dass bestimmte CAM-Therapien zwar Vorteile bei der Symptombehandlung bieten können, sie jedoch keine Alternativen für evidenzbasierte medizinische Behandlungen darstellen.

Hier sind einige typische Komplementär- und Alternativtherapien, die Menschen mit Hautkrebs in Betracht ziehen könnten:

KRÄUTER- UND NAHRUNGSERGÄNZUNGSMITTEL: Bestimmte Kräuter und Nahrungsergänzungsmittel sollen krebshemmende Eigenschaften haben. Beispiele hierfür sind grüner Tee, Kurkuma, Vitamin D, Selen und andere. Es ist jedoch wichtig, mit einem Arzt zu sprechen, bevor Sie Nahrungsergänzungsmittel in Ihre Ernährung aufnehmen, da diese herkömmliche Therapien beeinträchtigen oder negative Auswirkungen haben können.

AKUPUNKTUR: Akupunktur ist eine alte chinesische Behandlung, bei der winzige Nadeln in bestimmte Stellen des Körpers eingeführt werden. Es soll den Energiefluss verbessern und die Heilung erleichtern. Während Akupunktur Hautkrebs möglicherweise nicht direkt heilt, kann sie dabei helfen, behandlungsbedingte Symptome wie Schmerzen, Übelkeit und Erschöpfung zu kontrollieren.

GEIST-KÖRPER-METHODEN: Verschiedene Geist-Körper-Aktivitäten wie Meditation, Yoga und Entspannungsmethoden können dabei helfen, Stress und Ängste abzubauen und das allgemeine Wohlbefinden zu verbessern. Diese Praktiken können für Patienten, die sich einer Hautkrebstherapie unterziehen, nützlich sein, da sie die Entspannung und geistige Klarheit verbessern.

MASSAGETHERAPIE: Die Massagetherapie umfasst die Manipulation des Weichgewebes, um die Durchblutung zu fördern, Muskelverspannungen zu lösen und Entspannung herbeizuführen. Es kann wirksam sein, um die Nebenwirkungen der Behandlung zu kontrollieren, Angstzustände zu lindern und das allgemeine Wohlbefinden zu steigern.

HOMÖOPATHIE: Die Homöopathie basiert auf der Prämisse „Gleiches heilt Ähnliches", wobei sehr verdünnte Chemikalien verwendet werden, um die natürliche Heilungsreaktion des Körpers zu fördern. Allerdings bleibt die Wirksamkeit der Homöopathie bei der Behandlung von Krebs umstritten und sie sollte nicht als Primärtherapie bei Hautkrebs eingesetzt werden.

TRADITIONELLE CHINESISCHE MEDIKAMENTE (TCM): TCM umfasst eine Vielzahl von Behandlungen, darunter Kräutermedikamente, Akupunktur, Ernährungstherapie und Qi-Gong-Übungen. Es bietet einen ganzheitlichen Behandlungsansatz, der sich auf die Wiederherstellung des Gleichgewichts und die Förderung des allgemeinen Wohlbefindens konzentriert. TCM kann als ergänzende Therapie zu herkömmlichen Therapien eingesetzt werden.

Für Personen, die eine komplementäre und alternative Therapie bei Hautkrebs in Betracht ziehen, ist es wichtig, dies frei mit ihrem Gesundheitsteam zu besprechen. Es wird nicht empfohlen, sich bei der Krebstherapie ausschließlich auf CAM-Behandlungen zu verlassen, da es ihnen an überzeugenden wissenschaftlichen Beweisen mangelt und sie geeignete medizinische Maßnahmen verzögern oder beeinträchtigen können. Die Integration von CAM-Methoden sollte unter der Leitung und Aufsicht eines qualifizierten Gesundheitsdienstleisters erfolgen, der sowohl über konventionelle als auch über alternative Therapien informiert ist.

Zusammenfassend lässt sich sagen, dass ergänzende und alternative Therapien eine unterstützende Rolle bei der Kontrolle der Symptome, der Steigerung des Wohlbefindens und der Verbesserung der Lebensqualität von Patienten mit Hautkrebs spielen können. Sie sollten jedoch in Kombination mit evidenzbasierten medizinischen Therapien und unter Anleitung von Gesundheitsexperten eingesetzt werden. Es ist wichtig, die Sicherheit und Wirksamkeit von Therapien hervorzuheben, um die bestmöglichen

Ergebnisse für Hautkrebspatienten zu gewährleisten.

KOMPLEMENTÄRE THERAPIEN BEI HAUTKREBS: EIN ÜBERBLICK

Pflanzliche Heilmittel und Pflanzenstoffe zur Behandlung von Hautkrebs

Komplementäre Therapien beziehen sich auf eine Vielzahl von Behandlungen und Praktiken, die zusätzlich zu traditionellen medizinischen Behandlungen eingesetzt werden, um das allgemeine Wohlbefinden zu fördern und zu verbessern.

Bei Hautkrebs können ergänzende Behandlungen eine unterstützende Rolle dabei spielen, die Symptome zu lindern, die Lebensqualität zu steigern und die natürlichen Heilungsprozesse des Körpers zu fördern.

Eine Art alternativer Behandlung, die Interesse geweckt hat, sind pflanzliche Arzneimittel und Pflanzenstoffe. Obwohl es wichtig ist, sich daran zu erinnern, dass diese Therapien niemals etablierte medizinische Behandlungen für Hautkrebs ersetzen sollten, können sie in Kombination mit herkömmlichen Verfahren zusätzliche Vorteile bieten.

Kräuterbehandlungen und Pflanzenstoffe werden seit Jahrhunderten in zahlreichen Zivilisationen wegen ihrer medizinischen Vorteile eingesetzt. Einige dieser Verbindungen haben sich in Laboruntersuchungen und frühen klinischen Studien aufgrund ihrer potenziellen krebshemmenden Eigenschaften als vielversprechend erwiesen. Es ist jedoch wichtig, diese Behandlungen mit Vorsicht anzugehen, da die wissenschaftlichen Daten, die ihre Wirksamkeit und Sicherheit bei der Behandlung von Hautkrebs belegen, derzeit begrenzt sind. Es ist wichtig, dass Sie sich an einen Arzt wenden, bevor Sie eine alternative Therapie in Ihren Behandlungsplan aufnehmen.

HIER SIND EINIGE PFLANZLICHE BEHANDLUNGEN UND PFLANZENZUBEHÖR, DIE AUF IHRE MÖGLICHE AUSWIRKUNG AUF HAUTKREBS UNTERSUCHT WURDEN :

GRÜNER TEE: Grüner Tee enthält sogenannte Polyphenole, insbesondere Catechine, die eine antioxidative und entzündungshemmende Wirkung haben. Einige Studien zeigen, dass diese Chemikalien dazu beitragen können, die Entwicklung und Ausbreitung von Hautkrebszellen zu hemmen. Allerdings sind weitere Studien erforderlich, um die beste Dosis, Sicherheit und Wirksamkeit von grünem Tee als ergänzende Behandlung von Hautkrebs herauszufinden.

CURCUMIN: Curcumin ist der aktive Bestandteil von Kurkuma, einem Gewürz, das häufig in der indischen Küche verwendet wird. Curcumin hat in Laborexperimenten krebshemmende Eigenschaften gezeigt, einschließlich der Fähigkeit, die Entwicklung von Hautkrebszellen zu unterdrücken. Allerdings stellen die schlechte Bioverfügbarkeit und die eingeschränkte Aufnahme im Körper Probleme für den therapeutischen Einsatz dar. Forscher untersuchen alternative Formulierungen und Verabreichungswege, um die Wirksamkeit von Curcumin als mögliche Therapieoption zu steigern.

ALOE VERA: Aloe Vera Gel ist bekannt für seine beruhigenden und therapeutischen Eigenschaften, insbesondere bei Hautproblemen. Einige Untersuchungen zeigen, dass Aloe Vera krebshemmende Wirkungen haben und dabei helfen könnte, die Vermehrung von Hautkrebszellen einzudämmen. Es kann auch Linderung bei strahlenbedingten Hautschäden und

-reizungen verschaffen. Es sind jedoch weitere klinische Studien erforderlich, um die Wirksamkeit und Sicherheit als ergänzende Behandlung von Hautkrebs zu bestätigen.

SCHWARZE HIMBEERE: Schwarze Himbeeren sind reich an Anthocyanen, einer Gruppe von Antioxidantien, die sich bei der Vorbeugung und Behandlung verschiedener Krebsarten als vielversprechend erwiesen haben. Einige Untersuchungen haben die Auswirkungen von Extrakten aus schwarzen Himbeeren auf Hautkrebs untersucht und dabei eine Verringerung der Tumorentwicklung und die Aktivierung der Apoptose (programmierter Zelltod) in Krebszellen festgestellt. Es sind jedoch weitere Studien erforderlich, um diese Ergebnisse zu überprüfen und die beste Dosis und Zusammensetzung zu ermitteln.

Mariendistel: Mariendistel (Silybum marianum) enthält eine Flavonoidverbindung namens Silymarin, die antioxidative und entzündungshemmende Wirkung hat. Obwohl die Mariendistel hauptsächlich zur Behandlung von Lebererkrankungen eingesetzt wird, haben mehrere Studien gezeigt, dass sie potenziell krebshemmende Eigenschaften haben könnte. Die Forschung zu seiner besonderen Bedeutung in der Hautkrebstherapie ist begrenzt, und es sind weitere Untersuchungen erforderlich, um seine Sicherheit und Wirksamkeit zu bestimmen.

Es ist wichtig zu verstehen, dass Kräuterbehandlungen und Pflanzenstoffe nicht auf die gleiche Weise kontrolliert werden wie pharmazeutische Arzneimittel. Die Konzentration und Reinheit der Wirkstoffe kann je nach Produkt stark variieren. Daher ist es wichtig, zuverlässige Quellen zu finden und vor der Verwendung einen Arzt zu konsultieren. Darüber hinaus können pflanzliche Arzneimittel im Widerspruch zu manchen Rezepten stehen. Daher ist es wichtig, dass Sie die Verwendung Ihres Arzneimittels Ihrem Arzt mitteilen.

Zusammenfassend lässt sich sagen, dass sich pflanzliche Heilmittel und Pflanzenstoffe in Laborstudien als potenzielle ergänzende Therapien für Hautkrebs als vielversprechend erwiesen haben. Allerdings ist eine gründlichere Forschung, einschließlich groß angelegter klinischer Studien, erforderlich, um ihre Wirksamkeit, Sicherheit und optimale Verwendung zu validieren. Es ist wichtig, diese Therapien mit Vorsicht anzugehen und sich bei Bedarf an Ihren Arzt zu wenden.

PHOTODYNAMISCHE THERAPIE ALS ALTERNATIVE HAUTKREBSBEHANDLUNG

Die photodynamische Therapie (PDT) ist eine innovative und erfolgreiche alternative Behandlung für einige Formen von Hautkrebs. Dabei werden eine fotosensibilisierende Chemikalie, eine bestimmte Art von Licht und Sauerstoff eingesetzt, um bösartige Zellen selektiv anzugreifen und gleichzeitig die Schädigung von gesundem Gewebe zu minimieren.

Die PDT erfreut sich aufgrund ihres nicht-invasiven Charakters, der geringen Nebenwirkungen und der hervorragenden Erfolgsraten bei der Behandlung von Hautkrebs zunehmender Beliebtheit.

Die Methode der photodynamischen Behandlung beginnt mit der Einführung eines Photosensibilisators. Bei diesem Wirkstoff handelt es sich häufig um ein lichtempfindliches Arzneimittel, das je nach Art und Ort des zu behandelnden Hautkrebses entweder topisch auf die Haut aufgetragen oder intravenös injiziert wird.

Der lichtsensibilisierende Stoff wird von den bösartigen Zellen über einen bestimmten Zeitraum aufgenommen, wohingegen normale Zellen eine deutlich geringere oder gar keine Menge aufnehmen.

Nach einer ausreichenden Inkubationszeit wird die Zielregion einer präzisen Lichtwellenlänge ausgesetzt, die den Absorptionsspektren der fotosensibilisierenden Chemikalie entspricht. Dieses Licht kann aus vielen Quellen wie Lasern oder Leuchtdioden (LEDs) stammen und wird oft direkt auf den Tumor oder die betroffene Region fokussiert. Das Licht aktiviert den Photosensibilisator und löst eine Reihe von Ereignissen aus, die reaktive Sauerstoffspezies (ROS) wie Singulett-Sauerstoff erzeugen, die für die Krebszellen schädlich sind.

Die bei der PDT entstehenden ROS schädigen die bösartigen Zellen auf vielfältige Weise. Erstens erzeugen sie oxidativen Stress, der zum Abbau lebensnotwendiger Zellbestandteile führt. Zweitens können die ROS die Blutarterien, die den Tumor unterstützen, direkt schädigen und so seine Nährstoff- und Sauerstoffversorgung verringern.

Schließlich wird das Immunsystem durch die Produktion von schadensassoziierten molekularen Mustern (DAMPs) ausgelöst, was zu einer immunologischen Reaktion führt, die die Abtötung der Krebszellen unterstützt.

Einer der Hauptvorteile der photodynamischen Behandlung ist ihre Selektivität für Krebszellen. Normale Zellen, die die fotosensibilisierende Chemikalie nicht absorbiert haben, werden durch die Lichtaktivierung kaum beeinflusst, wodurch das Risiko unerwünschter Folgen und Verletzungen von gesundem Gewebe geringer ist. Diese Selektivität macht die

PDT besonders wirksam bei der Behandlung oberflächlicher bösartiger Hauterkrankungen wie Basalzellkarzinom und Plattenepithelkarzinom.

Als alternative Hautkrebstherapie bietet die PDT verschiedene Vorteile. Erstens handelt es sich um eine sehr nicht-invasive Operation, die oft ambulant durchgeführt wird, was bedeutet, dass keine Operation erforderlich ist. Dies macht es zu einer interessanten Wahl für Menschen, die keine guten Kandidaten für eine Operation sind oder eine weniger aufdringliche Methode wünschen. Darüber hinaus hat die PDT im Vergleich zu chirurgischen Eingriffen eine schnellere Erholungsphase, sodass Patienten ihre täglichen Aktivitäten schneller wieder aufnehmen können.

Ein weiterer Vorteil der PDT ist das ästhetische Ergebnis. Da das Verfahren gezielt auf Krebszellen abzielt, ohne das gesunde Gewebe erheblich zu schädigen, führt es häufig zu großartigen ästhetischen Ergebnissen bei minimaler Narbenbildung. Dies ist besonders wichtig für die Behandlung von bösartigen Hauterkrankungen an ästhetisch sensiblen Stellen, beispielsweise im Gesicht.

Während PDT in der Regel gut vertragen wird, kann es vorübergehende Nebenwirkungen wie Rötungen, Ödeme und Beschwerden an der Behandlungsstelle hervorrufen. Diese Auswirkungen sind oft mäßig und verschwinden innerhalb weniger Tage oder Wochen. Die durch das lichtsensibilisierende Mittel hervorgerufene Lichtempfindlichkeit kann es erforderlich machen, dass Patienten für eine bestimmte Zeit nach der Behandlung direktes Sonnenlicht oder starke Innenbeleuchtung meiden, um Hautreaktionen zu verhindern.

Zusammenfassend lässt sich sagen, dass die photodynamische Therapie eine wirksame und vielversprechende alternative

Behandlung für einige Formen von Hautkrebs ist. Seine Fähigkeit, Krebszellen gezielt anzugreifen, minimale Invasivität, hervorragende ästhetische Ergebnisse und ein geringes Risiko von Nebenwirkungen machen es zu einer attraktiven Alternative für Patienten, die eine nicht-chirurgische Therapie suchen. Es ist jedoch notwendig, sich an einen Arzt zu wenden, um zu beurteilen, ob die PDT abhängig von der genauen Art, Größe und Lage des Hautkrebses eine gute Behandlungsoption ist.

AKUPUNKTUR UND TRADITIONELLE CHINESISCHE MEDIZIN IN DER HAUTKREBSPFLEGE

Akupunktur und Traditionelle Chinesische Medizin (TCM) können bei der Behandlung und Behandlung von Hautkrebs eine ergänzende Rolle spielen. Obwohl sie keine Alternative zu herkömmlichen medizinischen Behandlungen darstellen, können sie als Zusatztherapien eingesetzt werden, um das allgemeine Wohlbefinden zu steigern, Nebenwirkungen zu lindern und die natürlichen Heilungsprozesse des Körpers zu fördern.

Akupunktur ist ein wesentlicher Bestandteil der TCM, die seit Tausenden von Jahren in China und anderen Gebieten Ostasiens praktiziert wird. Dabei werden dünne, sterile Nadeln an präzisen Stellen am Körper eingeführt, um den Energiefluss (Qi) zu fördern und auszugleichen. Nach den Grundsätzen der TCM kann eine Blockierung oder ein Ungleichgewicht des Qi des Körpers zu verschiedenen Gesundheitskrankheiten führen, darunter auch Hautkrankheiten wie Hautkrebs.

Bei der Behandlung von Hautkrebs kann Akupunktur verschiedene Vorteile bringen. Erstens ist bekannt, dass es Entspannung herbeiführt und Spannungen abbaut, was besonders für Menschen, die sich einer Krebsbehandlung unterziehen, nützlich sein kann. Stressreduzierung kann dazu beitragen, das allgemeine Wohlbefinden zu verbessern und die Fähigkeit des Körpers zu stärken, mit den mit Hautkrebs verbundenen Problemen umzugehen.

Darüber hinaus wurde beobachtet, dass Akupunktur eine analgetische bzw. schmerzlindernde Wirkung hat. Hautkrebstherapien wie Operationen, Strahlentherapie oder Chemotherapie können manchmal Beschwerden oder Leiden verursachen. Akupunktur kann helfen, diese Symptome zu lindern, die Abhängigkeit von Schmerzmitteln zu verringern und die Lebensqualität des Patienten zu verbessern.

Darüber hinaus soll Akupunktur das körpereigene Immunsystem stärken. Es kann die Immunaktivität erhöhen und ein besseres Ansprechen auf eine

Hautkrebstherapie fördern. Dies kann zu besseren Ergebnissen und einer schnelleren Genesung führen.

In der TCM gilt die Haut als Sinnbild der inneren Organe und der allgemeinen Gesundheit. TCM-Praktiker verfolgen häufig einen ganzheitlichen Ansatz und konzentrieren sich auf die zugrunde liegenden Ungleichgewichte, die zur Entstehung oder Ausbreitung von Hautkrebs beitragen können. Sie können den allgemeinen Gesundheitszustand, den Lebensstil und die Konstitution des Patienten analysieren, um eine spezifische Behandlungsstrategie festzulegen.

Ein weiterer wichtiger Bestandteil der TCM ist die Kräuterheilkunde. Pflanzliche Arzneimittel können verabreicht werden, um bestimmte Ungleichgewichte zu beseitigen, die natürlichen Heilungsprozesse des Körpers zu fördern und die mit der Hautkrebstherapie verbundenen Nebenwirkungen zu mildern. Bestimmte Kräuter haben sich als vielversprechend erwiesen, die Entwicklung von Krebszellen zu reduzieren oder die Fähigkeit des Körpers zur Krebsbekämpfung zu verbessern.

Es ist wichtig zu betonen, dass Akupunktur und TCM zwar eine unterstützende Behandlung für Hautkrebspatienten darstellen können, sie jedoch keine Alternativen zu herkömmlichen medizinischen Therapien wie Operationen, Strahlentherapie oder Chemotherapie darstellen. Für Patienten ist es wichtig, mit ihren Onkologen und Dermatologen zu sprechen, um sicherzustellen, dass sie die für ihre Krankheit am besten geeigneten und erfolgreichsten Therapien erhalten.

Bei der Suche nach Akupunktur oder TCM zur Behandlung von Hautkrebs wird empfohlen, einen qualifizierten und zugelassenen Arzt mit Fachkenntnissen in der onkologischen Unterstützung zu wählen. Sie können mit dem medizinischen Team des Patienten zusammenarbeiten, um einen umfassenden Behandlungsplan zu entwerfen, der den besonderen Anforderungen und Zielen des Kunden entspricht.

Zusammenfassend lässt sich sagen, dass Akupunktur und TCM als hilfreiche adjuvante Therapie bei der Behandlung von Hautkrebs dienen können. Sie können Vorteile wie Stressreduzierung, Schmerzlinderung, Unterstützung des Immunsystems und allgemeines Wohlbefinden bieten. Allerdings ist es wichtig, diese Therapien mit traditionellen medizinischen Behandlungen zu kombinieren, um eine vollständige und erfolgreiche Versorgung von Hautkrebspatienten zu gewährleisten.

Homöopathische Mittel gegen Hautkrebs: Wirksamkeit und Sicherheitsüberlegungen

Hautkrebs ist eine gefährliche medizinische Erkrankung, die durch die unkontrollierte Vermehrung abnormaler Hautzellen gekennzeichnet ist. Sie wird häufig durch übermäßige Einwirkung von ultraviolettem (UV) Licht von der Sonne oder im Solarium verursacht. Während bei der Behandlung von Hautkrebs häufig medizinische Standardtherapien wie Chirurgie, Strahlentherapie und Chemotherapie eingesetzt werden, greifen einige Patienten möglicherweise auf alternative Techniken wie die Homöopathie zurück.

Homöopathie ist ein umfassender medizinischer Ansatz, der darauf abzielt, die körpereigenen Heilkräfte zu aktivieren. Homöopathische Arzneimittel bestehen aus natürlichen Bestandteilen und werden in stark verdünnter Form hergestellt. Das Kernkonzept der Homöopathie lautet

„Ähnliche Heilmittel", was bedeutet, dass ein Arzneimittel, das bei einem gesunden Menschen Symptome hervorruft, in stark verdünnter Form verabreicht werden kann, um vergleichbare Symptome bei einem kranken Menschen zu behandeln.

Wenn es um Hautkrebs geht, muss unbedingt betont werden, dass die Homöopathie nicht als Einzel- oder Haupttherapieoption eingesetzt werden sollte. Hautkrebs ist eine potenziell lebensbedrohliche Erkrankung, die eine sofortige medizinische Behandlung und die richtige Behandlung durch einen kompetenten Arzt erfordert. Homöopathische Arzneimittel können als Ergänzung oder unterstützende Therapie zu herkömmlichen Therapien eingesetzt werden, sie sollten jedoch die regelmäßige medizinische Versorgung nicht ersetzen.

Allerdings können bestimmte homöopathische Behandlungen eingesetzt werden, um einige mit Hautkrebs verbundene Symptome zu lindern oder das allgemeine Wohlbefinden zu verbessern. Es ist notwendig, einen ausgebildeten homöopathischen Arzt aufzusuchen, der die Therapie an Ihre individuellen Bedürfnisse anpassen kann. Hier sind einige homöopathische Behandlungen, die gelegentlich bei der Behandlung von Hautkrebs eingesetzt werden:

THUJA OCCIDENTALIS: Dieses Arzneimittel wird aus dem Thujabaum hergestellt und wird in der Homöopathie häufig bei vielen Hautkrankheiten eingesetzt, darunter Warzen und einige Formen bösartiger Hauterkrankungen. Ihm werden antivirale und immunstimulierende Wirkungen zugeschrieben.

CARCINOSIN: Carcinosin ist eine Behandlung, die aus bösartigen Zellen gewonnen wird. In der Homöopathie wird es häufig zur Aufrechterhaltung der allgemeinen Vitalität und des

Gleichgewichts bei Patienten mit einer Krebserkrankung in der Vorgeschichte oder einer Krebsneigung eingesetzt.

ARSENICUM ALBUM: Arsenicum album ist ein mineralisches Arzneimittel, das gelegentlich in der Homöopathie wegen seiner entzündungshemmenden und juckreizlindernden Wirkung eingesetzt wird. Es kann bei der Kontrolle krebsbedingter Hautsymptome wie Juckreiz, Brennen und Entzündungen hilfreich sein.

CALENDULA OFFICINALIS: Calendula oder Ringelblume ist ein pflanzliches Heilmittel, das für seine wundheilenden Eigenschaften bekannt ist. Es kann äußerlich als Creme oder Salbe verabreicht werden, um die Heilung von Operationswunden oder Hautgeschwüren im Zusammenhang mit der Hautkrebstherapie zu fördern.

GRAFITE: Graphit ist eine mineralische Behandlung, die bei trockenen, schuppigen Hauterkrankungen wirksam sein kann, die typischerweise bei einigen Arten von Hautkrebs auftreten.

Es ist wichtig zu beachten, dass es nur wenige wissenschaftliche Daten gibt, die den Nutzen homöopathischer Behandlungen bei der Behandlung von Hautkrebs belegen. Homöopathie wird in der medizinischen Welt üblicherweise als umstrittenes Thema angesehen, da es keine strenge wissenschaftliche Forschung gibt, die ihre Nützlichkeit bestätigt. Daher ist es wichtig, evidenzbasierten konventionellen Therapien Vorrang zu geben und sich mit einem Gesundheitsexperten zu beraten, bevor ergänzende oder alternative Techniken in Betracht gezogen werden.

Darüber hinaus ist die Sicherheit ein zentrales Anliegen bei homöopathischen Therapien gegen Hautkrebs.

Homöopathische Behandlungen sind oft stark verdünnt und gelten bei sorgfältiger Anwendung allgemein als sicher. Es ist jedoch wichtig zu überprüfen, ob die Heilmittel aus seriösen Quellen stammen und frei von Schadstoffen sind. Wenn Sie herkömmliche Behandlungen gegen Hautkrebs erhalten, ist es außerdem wichtig, Ihren Arzt über alle homöopathischen Arzneimittel zu informieren, die Sie verwenden, um Wechselwirkungen oder schädliche Auswirkungen zu vermeiden.

Zusammenfassend lässt sich sagen, dass homöopathische Behandlungen nicht durch wissenschaftliche Daten zur Behandlung von Hautkrebs gestützt werden. Die von Fachärzten angebotenen konventionellen Behandlungsmöglichkeiten wurden sorgfältig geprüft und als wirksam bestätigt. Sich bei der Behandlung von Hautkrebs allein auf die Homöopathie zu verlassen, kann gesundheitsschädlich sein und das

Risiko einer Krankheitsentstehung erhöhen. Es ist von entscheidender Bedeutung, evidenzbasierten medizinischen Verfahren Vorrang einzuräumen und für die richtige Diagnose und Behandlung einen Gesundheitsexperten zu konsultieren.

AYURVEDISCHE PRAXIS UND HAUTKREBSMANAGEMENT

Ayurveda ist ein altes indisches Medizinsystem, das sich auf die Aufrechterhaltung eines Gleichgewichts zwischen Körper, Geist und Seele konzentriert, um die allgemeine Gesundheit und das Wohlbefinden zu fördern.

Im Ayurveda stehen präventive und ganzheitliche Behandlungsmethoden im Vordergrund, darunter auch die Pflege zahlreicher Beschwerden, darunter auch Hautkrebs. Obwohl Ayurveda möglicherweise nicht die Hauptbehandlung bei Hautkrebs ist, kann es als ergänzende

Therapie eingesetzt werden, um moderne medizinische Therapien zu ergänzen und das allgemeine Wohlbefinden zu steigern.

Ayurveda-Behandlungen zur Behandlung von Hautkrebs konzentrieren sich auf die Konzepte der Reinigung, der Unterstützung des Immunsystems und der Erhaltung des Gleichgewichts der Doshas (Vata, Pitta und Kapha). Hier sind einige typische ayurvedische Techniken und Behandlungen zur Behandlung von Hautkrebs:

KRÄUTERHILFE: Ayurveda umfasst eine große Vielfalt an Kräutern mit möglichen krebshemmenden Eigenschaften. Zu den weit verbreiteten Kräutern zur Hautkrebstherapie gehören Kurkuma (Curcuma longa), Neem (Azadirachta indica), Ashwagandha (Withania somnifera), Guduchi (Tinospora cordifolia) und Aloe Vera (Aloe barbadensis). Diesen Pflanzen werden antioxidative, entzündungshemmende und immunmodulatorische Wirkungen zugeschrieben.

ENTGIFTUNG: Ayurveda betont die Entfernung von Giftstoffen aus dem Körper als Strategie zur Förderung der Heilung und der allgemeinen Gesundheit. Panchakarma, eine entgiftende Therapie, wird in der ayurvedischen Behandlung von Hautkrebs häufig empfohlen. Es umfasst zahlreiche Behandlungen wie Kräutermassagen, Dampftherapie (Swedana), medizinische Einläufe (Basti) und die nasale Verabreichung von Kräuterölen (Nasya), um Giftstoffe auszuscheiden und das Gleichgewicht wiederherzustellen.

ERNÄHRUNGSÄNDERUNGEN: Ayurveda-Ärzte können Ernährungsumstellungen vorschlagen, um die Behandlung von Hautkrebs zu unterstützen. Dies bedeutet oft, frisches und biologisches Obst und Gemüse, Vollkornprodukte, gesunde Fette und mageres Fleisch zu sich zu nehmen. Lebensmittel mit hohem Antioxidantiengehalt wie Beeren, Blattgemüse und Kurkuma können aufgrund ihrer möglichen krebshemmenden Eigenschaften beworben werden.

ÄNDERUNGEN DES LEBENSSTILS: Ayurveda legt großen Wert auf die Aufrechterhaltung eines gesunden Lebensstils. Dazu gehört die Anwendung von Strategien zur Stressreduzierung wie Yoga, Meditation und Atemübungen (Pranayama), um das allgemeine Wohlbefinden und die Immunfunktion zu verbessern. Außerdem sind ausreichend Schlaf, regelmäßige Bewegung und die Vermeidung gefährlicher Verhaltensweisen wie Rauchen und übermäßiger Alkoholkonsum notwendig.

ÄUSSERLICHE BEHANDLUNGEN: Äußerliche Behandlungen im Ayurveda zielen darauf ab, die Haut zu nähren und ihren Heilungsprozess zu unterstützen. Dies kann die Verwendung von Kräuterpasten, Ölen oder Salben mit bestimmten Kräutern und Bestandteilen beinhalten. Ayurveda-Massagen und gezielte Therapien wie Patra Pinda Sweda (Kräuterwickelmassage) und Lepa (Kräuterpastenanwendung) werden häufig eingesetzt, um die therapeutische Wirkung zu verstärken.

Es ist wichtig zu betonen, dass ayurvedische Techniken zwar als unterstützende Maßnahmen bei der Behandlung von Hautkrebs eingesetzt werden können, sie jedoch niemals als Ersatz für medizinische Standardtherapien wie Operationen, Strahlentherapie oder Chemotherapie betrachtet werden sollten. Es ist notwendig, einen erfahrenen Ayurveda-Arzt zu kontaktieren und mit einem Gesundheitsteam zusammenzuarbeiten, um einen vollständigen Behandlungsplan zu erstellen, der den individuellen Anforderungen und Vorlieben entspricht.

Darüber hinaus ist es wichtig, den Verlauf von Hautkrebs durch medizinische Untersuchungen, Bildgebung und Tests ständig zu überwachen. Jegliche Veränderungen des Zustands sollten umgehend dem medizinischen Fachpersonal gemeldet werden und es sollten unverzüglich entsprechende medizinische Maßnahmen eingeleitet werden.

Zusammenfassend lässt sich sagen, dass ayurvedische Praktiken einen umfassenden Ansatz zur Behandlung von Hautkrebs bieten können, indem sie sich auf die Reinigung, die immunologische Unterstützung und die Erhaltung des allgemeinen Wohlbefindens konzentrieren. Um die besten Ergebnisse zu erzielen, ist es jedoch wichtig, Ayurveda mit herkömmlichen medizinischen Therapien zu kombinieren und sich an medizinische Spezialisten zu wenden.

KOMBINATION KONVENTIONELLER UND ALTERNATIVER ANSÄTZE SICHERHEIT, REGULIERUNG UND FORSCHUNG ZU KOMPLEMENTÄREN UND ALTERNATIVEN BEHANDLUNGEN FÜR HAUTKREBS

Die Kombination konventioneller und alternativer Behandlungen im Bereich der Hautkrebstherapie umfasst die Verschmelzung schulmedizinischer Verfahren mit komplementären und alternativen Therapien, um eine umfassende Versorgung zu bieten. Dieser Ansatz betont, dass traditionelle Therapien wie Chirurgie, Chemotherapie und Strahlentherapie zwar die Norm zur Kontrolle von Hautkrebs sind, alternative Behandlungen jedoch in Kombination eingesetzt werden können, um

Ergebnisse zu optimieren, die Lebensqualität zu verbessern und individuelle Patientenbedürfnisse zu erfüllen.

Sicherheit ist ein entscheidender Faktor bei der Kombination traditioneller und unkonventioneller Verfahren. Konventionelle Therapien gegen Hautkrebs wurden umfangreichen Forschungsarbeiten, klinischen Studien und behördlichen Genehmigungsverfahren unterzogen, um ihre Sicherheit und Wirksamkeit zu beweisen. Diese Therapien werden oft von Fachärzten empfohlen, die definierte Verfahren und Kriterien befolgen. Allerdings mangelt es alternativen Arzneimitteln möglicherweise an denselben wissenschaftlichen Beweisen, strengen Tests und Regulierungen.

Um die Patientensicherheit zu gewährleisten, ist es wichtig, die Sicherheit und Wirksamkeit alternativer Therapien genau zu analysieren, bevor sie mit herkömmlichen Techniken kombiniert werden. Dies kann durch ein umfassendes Verständnis der Behandlung, die Auswertung verfügbarer wissenschaftlicher Forschungsergebnisse, die Zusammenarbeit mit Gesundheitsspezialisten, die sowohl in der traditionellen als auch in der alternativen Medizin erfahren sind, und die Berücksichtigung der Vorlieben und Werte des Patienten erreicht werden.

Offene Kommunikation und Zusammenarbeit zwischen medizinischem Fachpersonal und Patienten sind entscheidend, um fundierte Entscheidungen über die Kombination von Therapien zu treffen.

Die Regulierung ergänzender und alternativer Behandlungen unterscheidet sich in den verschiedenen Ländern und Regionen. Regulierungsbehörden verfügen möglicherweise über unterschiedliche

Möglichkeiten, Sicherheit, Qualität und Wirksamkeit zu bewerten.

Unter bestimmten Umständen fallen alternative Arzneimittel möglicherweise in den Zuständigkeitsbereich der Aufsichtsbehörden, die für Lebensmittel, Nahrungsergänzungsmittel oder natürliche Gesundheitsgüter zuständig sind, und nicht in den Zuständigkeitsbereich bestimmter Krebsbehandlungsvorschriften.

Dieses regulatorische Umfeld unterstreicht, wie wichtig es ist, Informationen von Gesundheitsexperten einzuholen, die über die rechtlichen und regulatorischen Rahmenbedingungen für den Einsatz alternativer Therapien bei Hautkrebs informiert sind.

Die Forschung spielt eine Schlüsselrolle bei der Beurteilung der Wirksamkeit komplementärer und alternativer Therapien gegen Hautkrebs. Wissenschaftliche

Forschung, klinische Studien und systematische Überprüfungen tragen dazu bei, Wissen über die Sicherheit, Wirksamkeit und mögliche Wechselwirkungen alternativer Arzneimittel mit gängigen Behandlungsmethoden zu schaffen.

Umfangreiche Studien können auch Aufschluss über die Wirkmechanismen, die ideale Dosis und mögliche negative Auswirkungen dieser Arzneimittel geben. Es ist wichtig hervorzuheben, dass bestimmte alternative Arzneimittel zwar im Labor oder in frühen klinischen Untersuchungen vielversprechend sein können, es jedoch möglicherweise nicht genügend Beweise gibt, um eine allgemeine Akzeptanz als Standardbehandlungen zu rechtfertigen.

Um traditionelle und alternative Techniken erfolgreich zu kombinieren, ist multidisziplinäre Teamarbeit von entscheidender Bedeutung. Onkologen,

Dermatologen, Naturheilkundler und andere Gesundheitsdienstleister sollten zusammenarbeiten, um maßgeschneiderte Behandlungsprogramme zu entwickeln, die sowohl traditionelle als auch alternative Arzneimittel umfassen. Dieser kollaborative Ansatz garantiert, dass Patienten die bestmögliche Versorgung erhalten, einschließlich evidenzbasierter Therapien unter Berücksichtigung individueller Vorlieben, Anforderungen und Überzeugungen.

Zusammenfassend lässt sich sagen, dass die Integration traditioneller und alternativer Behandlungen in die Behandlung von Hautkrebs eine sorgfältige Abwägung von Sicherheit, Regulierung und Forschung erfordert. Die Integration alternativer Arzneimittel sollte auf umfassenden Kenntnissen über deren Sicherheit und Wirksamkeit, der Einhaltung regulatorischer Anforderungen und evidenzbasierter Forschung basieren.

Durch die Teilnahme an multidisziplinärer Zusammenarbeit und offener Kommunikation mit Gesundheitsdienstleistern können Patienten eine ganzheitliche Versorgung erhalten, die die Qualitäten sowohl traditioneller als auch alternativer Therapien umfasst.

FRAGEN, DIE MENSCHEN MIT HAUTKREBS IHREM GESUNDHEITSANBIETER ZU KOMPLEMENTÄREN UND ALTERNATIVEN BEHANDLUNGEN STELLEN KÖNNEN

- Gibt es ergänzende oder alternative Behandlungen, die neben herkömmlichen Hautkrebsbehandlungen eingesetzt werden können?
- Welche potenziellen Vorteile bieten ergänzende und alternative Behandlungen für Hautkrebs?

- Sind mit diesen Behandlungen irgendwelche Risiken oder Nebenwirkungen verbunden?
- Wie funktionieren ergänzende und alternative Behandlungen bei Hautkrebs?
- Können Sie Informationen zu den wissenschaftlichen Beweisen liefern, die die Wirksamkeit dieser Behandlungen belegen?
- Was ist die empfohlene Dosierung oder das empfohlene Behandlungsschema für ergänzende und alternative Behandlungen?
- Können Sie seriöse Quellen oder Organisationen vorschlagen, die zuverlässige Informationen zu diesen Behandlungen liefern?
- Gibt es spezielle Ernährungsumstellungen oder Nahrungsergänzungsmittel, die für Hautkrebspatienten von Vorteil sein können?

- Wie interagieren diese Behandlungen mit herkömmlichen Krebsbehandlungen wie Operationen, Strahlentherapie oder Chemotherapie?
- Gibt es spezielle ergänzende oder alternative Behandlungen, von denen bekannt ist, dass sie herkömmliche Behandlungen beeinträchtigen?
- Können diese Behandlungen dazu beitragen, Symptome wie Schmerzen, Übelkeit oder Müdigkeit im Zusammenhang mit Hautkrebs oder seinen Behandlungen zu lindern?
- Gibt es mögliche Wechselwirkungen zwischen diesen Behandlungen und den Medikamenten, die ich derzeit einnehme?
- Wie werden diese Behandlungen auf ihre Wirksamkeit überwacht und bewertet?
- Können Sie mich an einen Facharzt oder Integrativmediziner verweisen, der Erfahrung in der Behandlung von

Hautkrebspatienten mit komplementären und alternativen Therapien hat?

- Welche Kosten sind mit diesen Behandlungen verbunden und werden diese von meiner Versicherung übernommen?
- Können Sie Informationen zu klinischen Studien oder Forschungsstudien bereitstellen, die ergänzende und alternative Behandlungen für Hautkrebs untersuchen?
- Gibt es spezielle Geist-Körper-Techniken wie Meditation oder Akupunktur, die während meiner Behandlung hilfreich sein können?
- Können ergänzende und alternative Behandlungen dazu beitragen, mein allgemeines Wohlbefinden und meine Lebensqualität im Verlauf meiner Hautkrebsbehandlung zu verbessern?

- Welche Vorsichtsmaßnahmen sollte ich treffen, wenn ich mich für ergänzende oder alternative Behandlungen entscheide?
- Können Sie die möglichen Mechanismen erklären, durch die diese Behandlungen ihre Wirkung auf Hautkrebs ausüben können?
- Gibt es spezielle ergänzende oder alternative Behandlungen, die bei Patienten mit Hautkrebs vielversprechende Ergebnisse gezeigt haben?
- Können diese Behandlungen als alleinige Alternative zu herkömmlichen Behandlungen von Hautkrebs eingesetzt werden?
- Wie unterstützen ergänzende und alternative Behandlungen das Immunsystem bei Hautkrebs?
- Gibt es spezielle pflanzliche Heilmittel oder Pflanzenextrakte, die zur Behandlung von Hautkrebs untersucht wurden?

- Wie ist das aktuelle Verständnis der Sicherheit und Wirksamkeit dieser pflanzlichen Heilmittel oder Pflanzenextrakte?
- Können ergänzende und alternative Behandlungen dazu beitragen, das Wiederauftreten von Hautkrebs zu verhindern?
- Gibt es mögliche Risiken oder Wechselwirkungen mit diesen Behandlungen, wenn ich unter anderen Erkrankungen leide oder andere Medikamente einnehme?
- Können Sie Hinweise geben, wie Sie zuverlässige und evidenzbasierte Informationen über ergänzende und alternative Behandlungen für Hautkrebs finden?
- Wie gehen diese Behandlungen auf die psychologischen und emotionalen Aspekte der Diagnose und Behandlung von Hautkrebs ein?
- Gibt es spezielle alternative Therapien, die bei der Bewältigung von Stress

und Ängsten im Zusammenhang mit Hautkrebs helfen können?

- Können ergänzende und alternative Behandlungen dazu beitragen, den Heilungsprozess nach einer Operation oder anderen Eingriffen bei Hautkrebs zu verbessern?
- Welche potenziellen Vorteile bietet die Einbeziehung von Geist-Körper-Übungen wie Yoga oder Tai Chi in meinen Behandlungsplan?
- Gibt es ergänzende oder alternative Behandlungen, die dazu beitragen können, die Nebenwirkungen herkömmlicher Behandlungen wie chemotherapiebedingte Übelkeit oder strahlenbedingte Hautreaktionen zu reduzieren?
- Können Sie die potenziellen Risiken und Vorteile der Verwendung von Nahrungsergänzungsmitteln oder Vitaminen als Zusatzbehandlung bei Hautkrebs erläutern?

- Gibt es spezielle homöopathische Mittel, die zur Behandlung von Hautkrebs untersucht wurden?
- Können ergänzende und alternative Behandlungen dabei helfen, die Müdigkeit und den Energiemangel in den Griff zu bekommen, unter denen Hautkrebspatienten häufig leiden?
- Gibt es bestimmte Ernährungseinschränkungen oder Empfehlungen, die ich während dieser Behandlungen befolgen sollte?
- Können ergänzende und alternative Behandlungsmethoden eingesetzt werden, um die Entgiftungsprozesse des Körpers während der Hautkrebsbehandlung zu unterstützen?

KAPITEL 5

<u>Lebensmittel, die man essen und meiden sollte</u>

EINFÜHRUNG IN HAUTKREBS UND ERNÄHRUNG
- Überblick über die Bedeutung der Ernährung für die Prävention und Behandlung von Hautkrebs

Hautkrebs ist weltweit die häufigste Krebsart und seine Prävalenz nimmt rapide zu. Dies geschieht im Allgemeinen, wenn die Hautzellen durch die ultraviolette (UV) Strahlung der Sonne geschädigt werden, was zu einer abnormalen Proliferation der Hautzellen führt. Allerdings können auch zusätzliche Variablen wie Vererbung, die Exposition gegenüber künstlichen UV-Quellen (z. B. Solarien) und ein schwächeres Immunsystem zu seiner Entstehung beitragen.

Die drei Hauptarten von Hautkrebs sind Basalzellkarzinom (BCC), Plattenepithelkarzinom (SCC) und Melanom. BCC und SCC sind Nicht-Melanom-Hautkrebsarten, die typischerweise weniger aggressiv sind als Melanome, die die schlimmste Art sind. Während eine frühzeitige Entdeckung und Behandlung zu günstigen Ergebnissen führen kann, bleibt die Prävention von entscheidender Bedeutung.

BEDEUTUNG DER ERNÄHRUNG BEI DER PRÄVENTION UND BEHANDLUNG VON HAUTKREBS :
Untersuchungen haben gezeigt, dass die Ernährung einen entscheidenden Einfluss sowohl auf die Prävention als auch auf die Behandlung von Hautkrebs hat. Eine gesunde und ausgewogene Ernährung kann wichtige Nährstoffe und Antioxidantien liefern, die die Gesundheit der Haut unterstützen, das Immunsystem stärken und vor den schädlichen Auswirkungen der

UV-Strahlung schützen. Hier ist ein Überblick über die Rolle der Ernährung bei der Prävention und Behandlung von Hautkrebs:

ANTIOXIDANTER SCHUTZ:
Bestimmte Vitamine und Mineralstoffe wie Vitamin A, C, E und Selen wirken im Körper als Antioxidantien. Antioxidantien helfen, schädliche freie Radikale zu neutralisieren, die durch UV-Strahlung entstehen, und reduzieren so oxidative Schäden an den Hautzellen. Zu den Lebensmitteln mit hohem Antioxidantiengehalt gehören bunte Früchte und Gemüse wie Beeren, Zitrusfrüchte, Blattgemüse, Karotten und Paprika.

OMEGA-3-FETTSÄUREN:
Omega-3-Fettsäuren sind lebenswichtige Lipide mit erheblicher entzündungshemmender Wirkung. Sie tragen dazu bei, Entzündungen im Körper zu reduzieren, was für die Verhinderung der

Entstehung und des Fortschreitens von Krebs von entscheidender Bedeutung ist. Fetter Fisch wie Lachs, Makrele und Sardinen sind großartige Lieferanten von Omega-3-Fettsäuren. Zu den pflanzlichen Quellen gehören Leinsamen, Chiasamen und Walnüsse.

CAROTINOIDE:
Carotinoide sind Pflanzenfarbstoffe, die Obst und Gemüse ihre leuchtenden Farbtöne verleihen. Sie wirken als natürliche Sonnenschutzmittel und schützen die Haut vor UV-bedingten Schäden. Zu den Lebensmitteln mit hohem Carotinoide-Gehalt gehören Tomaten, Süßkartoffeln, Karotten, Spinat, Grünkohl und Aprikosen.

GRÜNER TEE:
Grüner Tee ist eine hohe Quelle an Polyphenolen, insbesondere Epigallocatechingallat (EGCG), das nachweislich ein krebshemmendes Potenzial

aufweist. EGCG schützt die Haut vor Schäden durch UV-Strahlung und kann sogar dazu beitragen, die Bildung von Hautkrebszellen zu begrenzen. Die Aufnahme von grünem Tee in Ihre Ernährung könnte möglicherweise Vorteile für die Gesundheit Ihrer Haut mit sich bringen.

Kreuzblütler:
Kreuzblütler wie Brokkoli, Blumenkohl, Kohl und Rosenkohl enthalten Chemikalien, die Glucosinolate genannt werden. Diese Chemikalien werden mit einem geringeren Risiko für verschiedene bösartige Erkrankungen, einschließlich Hautkrebs, in Verbindung gebracht. Sie aktivieren die Entgiftungsmechanismen des Körpers und helfen bei der Entfernung potenziell gefährlicher Verbindungen.

HYDRATION:
Eine ausreichende Flüssigkeitszufuhr ist für die allgemeine Gesundheit, einschließlich

der Hautgesundheit, von entscheidender Bedeutung. Die richtige Flüssigkeitszufuhr trägt dazu bei, die Feuchtigkeitsbarriere der Haut zu bewahren und ihre Widerstandsfähigkeit gegen UV-Strahlung zu verbessern. Eine angemessene Menge Wasser zu trinken und wasserreiche Lebensmittel wie Wassermelone, Gurken und Zitrusfrüchte zu sich zu nehmen, trägt zur Verbesserung der Flüssigkeitszufuhr bei.

SONNENSCHUTZENDE NÄHRSTOFFE: Während Lebensmittel allein die Notwendigkeit von Sonnenschutzmaßnahmen wie dem Tragen von Sonnenschutzmitteln und Schutzkleidung nicht ersetzen können, können einige Nährstoffe die natürliche Widerstandskraft der Haut gegen UV-Strahlung erhöhen. Beispielsweise kann der Verzehr von Lebensmitteln mit hohem Lycopin- (Tomaten, Wassermelonen-) und Polyphenol-Gehalt (Beeren, dunkle

Schokolade) zusätzliche
Sonnenschutzvorteile mit sich bringen.

ABSCHLUSS:
Es ist wichtig zu betonen, dass eine gute
Ernährung zwar bei der Vorbeugung und
Behandlung von Hautkrebs hilfreich sein
kann, aber durch andere vorbeugende
Maßnahmen ergänzt werden sollte. Dazu
gehören die Vermeidung übermäßiger
Sonneneinstrahlung, das Auftragen von
Sonnenschutzmitteln, das Tragen von
Schutzkleidung und die regelmäßige
Untersuchung der Haut auf Veränderungen
oder Anomalien. Wenn Sie sich Sorgen
wegen Hautkrebs machen oder eine
individuelle Beratung zu Ihrer Ernährung
und Hautgesundheit wünschen, ist es
ratsam, mit einem Gesundheitsexperten
oder einem qualifizierten
Ernährungsberater zu sprechen.

DER ZUSAMMENHANG ZWISCHEN ERNÄHRUNG UND HAUTKREBSRISIKO

- Identifizierung von Ernährungsvariablen, die das Hautkrebsrisiko erhöhen

- Untersuchung des Einflusses von fettreicher Ernährung, verarbeiteten Lebensmitteln und Zucker auf die Hautgesundheit

Der Zusammenhang zwischen Ernährung und Hautkrebsrisiko steht im Mittelpunkt wissenschaftlicher Untersuchungen und Analysen. Während Sonneneinstrahlung und erbliche Faktoren eine Schlüsselrolle bei der Entstehung von Hautkrebs spielen, zeigen neue Daten, dass Ernährungsgewohnheiten auch einen Einfluss auf die Anfälligkeit einer Person für diese Krankheit haben können. Beispielsweise wurden einige Ernährungsgewohnheiten und -bestandteile mit einem erhöhten Hautkrebsrisiko in

Verbindung gebracht, darunter fettreiche Ernährung, verarbeitete Lebensmittel und übermäßiger Zuckerkonsum.

Ein Ernährungsfaktor, der mit dem Hautkrebsrisiko in Verbindung gebracht wird, ist die Aufnahme fettreicher Mahlzeiten. Untersuchungen haben ergeben, dass eine Ernährung mit einem hohen Anteil an gesättigten Fetten und Transfetten zu Entzündungen und oxidativem Stress führen kann, die bekanntermaßen die Entstehung von Krebs begünstigen. Diese Art von Fetten kommt typischerweise in Mahlzeiten wie rotem Fleisch, Butter, Margarine und verarbeiteten Snacks vor.

Verarbeitete Mahlzeiten, die oft reich an raffinierten Kohlenhydraten, schlechten Fetten und künstlichen Zusatzstoffen sind, werden auch mit einem erhöhten Hautkrebsrisiko in Verbindung gebracht. Diesen Mahlzeiten mangelt es häufig an lebenswichtigen Nährstoffen und sie sind mit einem höheren glykämischen Index verbunden, was zu einem schnellen Anstieg des Blutzuckerspiegels führt. Studien haben gezeigt, dass Mahlzeiten mit einem hohen glykämischen Index Insulinresistenz und Entzündungen hervorrufen können, Variablen, die zur Entstehung von Hautkrebs führen können.

Übermäßiger Zuckerkonsum hat sich als weiterer Nahrungsbestandteil herausgestellt, der sich auf die Hautgesundheit und das Hautkrebsrisiko auswirken kann.

Der Verzehr großer Zuckermengen kann zu chronischen Entzündungen, Gewichtszunahme und Stoffwechselstörungen führen. Darüber hinaus kann ein erhöhter Zuckerkonsum zur Bildung fortgeschrittener Glykationsendprodukte (AGEs) führen, die Kollagen- und Elastinfasern in der Haut schädigen und die Hautalterung beschleunigen können.

Während der direkte Zusammenhang zwischen Zuckerkonsum und Hautkrebs noch erforscht wird, geben die schädlichen Auswirkungen von übermäßigem Zuckerkonsum auf die allgemeine Gesundheit Anlass zur Sorge, dass er möglicherweise an der Entstehung von Hautkrebs beteiligt sein könnte.

Darüber hinaus haben mehrere Studien gezeigt, dass eine nährstoffarme Ernährung das Risiko für Hautkrebs erhöhen kann. Beispielsweise kann eine unzureichende Aufnahme von Antioxidantien wie den Vitaminen A, C und E die Fähigkeit des Körpers beeinträchtigen, schädliche freie Radikale zu neutralisieren und sich gegen UV-bedingte Schäden zu verteidigen. Ebenso wurde ein Mangel an Omega-3-Fettsäuren, die üblicherweise in fettem Fisch, Walnüssen und Leinsamen vorkommen, aufgrund ihrer entzündungshemmenden Eigenschaften mit einem erhöhten Hautkrebsrisiko in Verbindung gebracht.

Es ist wichtig hervorzuheben, dass diese Ernährungsgewohnheiten zwar mit einem erhöhten Hautkrebsrisiko in Verbindung gebracht werden, sie jedoch nicht die Hauptursache für die Erkrankung sind.

Auch andere Variablen wie Genetik, Sonneneinstrahlung und individuelle Empfindlichkeit spielen eine Schlüsselrolle bei der Entstehung von Hautkrebs. Eine ausgewogene Ernährung, die eine Reihe nährstoffreicher Lebensmittel wie Obst, Gemüse, Vollkornprodukte, mageres Eiweiß und gesunde Fette umfasst, kann jedoch die allgemeine Hautgesundheit verbessern und möglicherweise das Hautkrebsrisiko minimieren.

Zusammenfassend lässt sich sagen, dass weitere Studien erforderlich sind, um die komplizierte Wechselwirkung zwischen Nahrungsmitteln und dem Hautkrebsrisiko vollständig zu verstehen. Die vorliegenden Daten zeigen jedoch, dass bestimmte Ernährungsgewohnheiten und -bestandteile die Anfälligkeit einer Person für diese Krankheit verändern können.

Fettreiche Ernährung, verarbeitete Lebensmittel und übermäßiger Zuckerkonsum werden mit einem erhöhten Hautkrebsrisiko in Verbindung gebracht, möglicherweise aufgrund ihrer Wirkung auf Entzündungen, oxidativen Stress, Insulinresistenz und Mangelernährung. Daher ist eine ausgewogene und nährstoffreiche Ernährung für die Erhaltung einer guten Haut und möglicherweise die Minimierung des Hautkrebsrisikos von entscheidender Bedeutung.

SCHÜTZENDE LEBENSMITTEL ZUR HAUTKREBSPRÄVENTION
- Die Wirksamkeit von Obst und Gemüse bei der Senkung des Hautkrebsrisikos
- Superfoods und ihre potenziellen Vorteile für die Hautgesundheit

SCHÜTZENDE LEBENSMITTEL ZUR HAUTKREBSPRÄVENTION

Hautkrebs ist weltweit eine der häufigsten Krebsarten. Zwar gibt es mehrere Risikofaktoren im Zusammenhang mit der Entstehung von Hautkrebs, wie z. B. UV-Strahlung, genetische Veranlagung und bestimmte Erkrankungen, doch eine ausgewogene Ernährung kann eine entscheidende Rolle bei der Vorbeugung von Hautkrebs spielen. Beispielsweise kann die Integration vorbeugender Lebensmittel wie Obst und Gemüse in Ihre Ernährung große Vorteile für die Hautgesundheit bringen und das Hautkrebsrisiko minimieren.

DIE WIRKUNG VON FRÜCHTEN UND GEMÜSE BEI DER REDUZIERUNG DES HAUTKREBSRISIKOS:

ANTIOXIDANTISCHER SCHUTZ: Obst und Gemüse sind reich an Antioxidantien, die dabei helfen, oxidativen Stress zu bekämpfen, der durch freie Radikale im Körper entsteht. Freie Radikale können Zellen, einschließlich Hautzellen, schädigen und zur Entstehung von Hautkrebs beitragen. Antioxidantien wie Vitamin C und E, Carotinoide (z. B. Beta-Carotin) und Flavonoide können diese gefährlichen freien Radikale neutralisieren und so das Hautkrebsrisiko senken.

SONNENSCHUTZ: Einige Obst- und Gemüsesorten enthalten natürliche Inhaltsstoffe, die von innen heraus Sonnenschutz bieten. Beispielsweise sind einige Lebensmittel wie Zitrusfrüchte, Erdbeeren und Kiwis reich an Vitamin C, das nachweislich dazu beiträgt, die Haut vor UV-bedingten Schäden zu schützen.

Darüber hinaus enthalten Pflanzen wie Blattgemüse und Kreuzblütler Chemikalien namens Sulforaphan bzw. Indol-3-Carbinol, die möglicherweise schützende Eigenschaften gegen UV-Strahlung haben.

ENTZÜNDUNGSHEMMENDE WIRKUNGEN: Chronische Entzündungen im Körper können zu verschiedenen Erkrankungen führen, einschließlich Hautkrebs. Obst und Gemüse sind aufgrund ihres hohen Gehalts an sekundären Pflanzenstoffen und Ballaststoffen für ihre entzündungshemmenden Eigenschaften bekannt. Durch die Verringerung von Entzündungen können diese Lebensmittel dazu beitragen, eine gesunde Haut zu fördern und das Hautkrebsrisiko zu minimieren.

SUPERFOODS UND IHRE POTENZIELLEN VORTEILE FÜR DIE HAUTGESUNDHEIT:

BEEREN: Beeren wie Blaubeeren, Erdbeeren und Himbeeren sind voller Antioxidantien und sekundärer Pflanzenstoffe, darunter Anthocyane und Vitamin C. Diese Chemikalien werden mit einer geringeren DNA-Schädigung durch UV-Strahlung in Verbindung gebracht und können dazu beitragen, die Entstehung von Hautkrebs zu verhindern. Die Aufnahme verschiedener Beeren in Ihre Ernährung kann die Gesundheit Ihrer Haut deutlich verbessern.

TOMATEN: Tomaten sind reich an einer Chemikalie namens Lycopin, die ihnen ihre rote Farbe verleiht. Lycopin ist ein starkes Antioxidans, das mit einem verringerten Risiko für zahlreiche Krebsarten, einschließlich Hautkrebs, in Verbindung gebracht wird. Der Verzehr gekochter oder verarbeiteter Tomaten wie Tomatensauce oder -mark erhöht die Verfügbarkeit von Lycopin für den Körper.

BLATTGRÜN: Dunkles Blattgemüse wie Spinat, Grünkohl und Mangold sind gute Quellen für die Vitamine A, C und E sowie andere Antioxidantien. Diese Nährstoffe tragen dazu bei, die Haut vor UV-bedingten Schäden zu schützen und die allgemeine Hautgesundheit zu unterstützen. Die Aufnahme von Blattgemüse in Ihre Ernährung kann wichtige Vitamine und Mineralien für die Hautkrebsprävention liefern.

Kreuzblütler: Gemüse wie Brokkoli, Blumenkohl, Kohl und Rosenkohl gehören zur Familie der Kreuzblütler. Sie enthalten mehrere sekundäre Pflanzenstoffe, darunter Sulforaphan und Indol-3-Carbinol, die nachweislich potenzielle Vorteile bei der Krebsbekämpfung haben. Diese Chemikalien können dazu beitragen, die

Haut vor UV-Strahlung zu schützen und möglicherweise Hautkrebs vorzubeugen.

ZITRUSFRÜCHTE: Zitrusfrüchte wie Orangen, Zitronen und Grapefruits sind reich an Vitamin C und anderen Antioxidantien. Vitamin C fördert die Kollagenbildung und trägt so zur Erhaltung der Flexibilität und Gesundheit der Haut bei. Darüber hinaus kann der Antioxidantiengehalt von Zitrusfrüchten dazu beitragen, die durch UV-Strahlung verursachten oxidativen Schäden zu verringern und so das Hautkrebsrisiko zu senken.

Es ist wichtig zu bedenken, dass die Einnahme vorbeugender Lebensmittel zwar dazu beitragen kann, die Häufigkeit von Hautkrebs zu senken, sie jedoch nicht als Ersatz für eine ordnungsgemäße Therapie angesehen werden sollten.

DIE ROLLE VON CAROTINOIDEN BEI DER HAUTKREBSPRÄVENTION
- **Erforschung der präventiven Vorteile von Carotinoiden für die Hautgesundheit**
- **Lebensmittel, die reich an Carotinoiden sind und ihre potenziellen Vorteile**

Carotinoide sind eine Familie natürlich vorkommender Pigmente, die in zahlreichen Obst- und Gemüsesorten vorkommen. Sie sind für die leuchtenden Farbtöne verantwortlich, die in Lebensmitteln wie Karotten, Tomaten, Paprika und Blattgemüse zu beobachten sind. Carotinoide wurden umfassend auf ihre vielfältigen gesundheitlichen Vorteile hin untersucht, darunter auch auf ihre Rolle bei der Hautkrebsprävention.

Hautkrebs ist weltweit ein ernstes Problem für die öffentliche Gesundheit, wobei eine übermäßige Exposition gegenü ultravioletter (UV) Strahlung der Hauptrisikofaktor ist. UV-Strahlung kann oxidativen Stress und DNA-Schäden hervorrufen und zur Entstehung von Hautkrebs führen. Carotinoide weisen jedoch verschiedene Eigenschaften auf, die sie zu hervorragenden Antioxidantien und Lichtschutzmitteln machen und so das Hautkrebsrisiko senken.

Eine der wichtigsten Methoden, mit denen Carotinoide ihre schützende Wirkung entfalten, ist ihre Wirkung als Antioxidantien. Sie haben das Potenzial, schädliche freie Radikale zu neutralisieren, die durch UV-Licht und andere Umweltbedingungen entstehen.

Freie Radikale sind äußerst reaktive Chemikalien, die biologische Komponenten wie DNA, Proteine und Lipide schädigen können. Durch das Abfangen dieser freien Radikale tragen Carotinoide dazu bei, oxidative Schäden an Hautzellen zu verhindern und das Hautkrebsrisiko zu senken.

Darüber hinaus weisen Carotinoide auch eine entzündungshemmende Wirkung auf. UV-Strahlung löst in der Haut eine Entzündungsreaktion aus, die zu Hautschäden und Krebsbildung führen kann. Es wurde gezeigt, dass Carotinoide die Entzündungsreaktion beeinflussen, indem sie die Bildung entzündungsfördernder Chemikalien verringern. Diese entzündungshemmende Wirkung trägt dazu bei, die schädlichen Auswirkungen der UV-Strahlung auf die Haut zu minimieren.

Ein weiteres wesentliches Element von Carotinoiden bei der Hautkrebsprävention ist ihre Beteiligung am Lichtschutz. Diese Pigmente absorbieren bekanntermaßen UV-Licht, insbesondere im UVA- und UVB-Spektrum, und geben die absorbierte Energie als Wärme ab. Auf diese Weise hemmen Carotinoide das Eindringen der

UV-Strahlung in die tieferen Hautschichten und verringern so die durch UV-Strahlung verursachten Schäden.

Es ist erwähnenswert, dass verschiedene Formen von Carotinoiden unterschiedlich starke lichtschützende Eigenschaften haben können. Zu den am besten untersuchten Carotinoiden gehören Beta-Carotin, Lycopin, Lutein und Zeaxanthin.

Beta-Carotin, das in Karotten, Süßkartoffeln und Spinat enthalten ist, wird im Körper in Vitamin A umgewandelt und wird mit einem geringeren Hautkrebsrisiko in Verbindung gebracht. Lycopin, das reichlich in Tomaten, Wassermelonen und Pink Grapefruit vorkommt, schützt nachweislich vor UV-bedingten Hautschäden. Lutein und Zeaxanthin, die in dunklem Blattgemüse, Brokkoli und Erbsen enthalten sind, sollen ebenfalls das Hautkrebsrisiko senken.

Die Einbeziehung carotinoidreicher Lebensmittel in Ihre Ernährung kann eine natürliche Quelle des Lichtschutzes für Ihre Haut darstellen. Der Verzehr verschiedener Obst- und Gemüsesorten, insbesondere solcher mit kräftigen Farben, gewährleistet eine abwechslungsreiche Zufuhr von Carotinoiden. Streben Sie nach einem Kaleidoskop an Farben auf Ihrem Teller, um die Vorteile zu optimieren.

Darüber hinaus ist es wichtig, sich daran zu erinnern, dass Carotinoide fettlöslich sind. Daher kann der Verzehr dieser Carotinoide zusammen mit einer Quelle gesunder Fette wie Olivenöl oder Avocado ihre Absorption steigern.

Obwohl Carotinoide eine Schlüsselrolle bei der Hautkrebsprävention spielen, darf nicht vergessen werden, dass sie nur ein Bestandteil eines umfassenden Sonnenschutzplans sind. Es ist weiterhin notwendig, andere

Sonnenschutzvorkehrungen zu treffen, wie z. B. das Tragen von Schutzkleidung, das Auftragen von Breitband-Sonnenschutzmitteln, die Suche nach Schutz während der Hauptsonnenstunden und die Vermeidung übermäßiger Sonneneinstrahlung.

Zusammenfassend lässt sich sagen, dass Carotinoide aufgrund ihrer antioxidativen, entzündungshemmenden und lichtschützenden Eigenschaften erhebliche präventive Vorteile gegen Hautkrebs haben. Die Aufnahme einer Reihe carotinoidreicher Lebensmittel in Ihre Ernährung kann die Gesundheit der Haut verbessern und einen zusätzlichen Schutz vor den schädlichen Auswirkungen der UV-Strahlung bieten. Für eine vollständige Hautkrebsprävention ist es jedoch wichtig, diese Ernährungsstrategie durch zusätzliche Sonnenschutzstrategien zu ergänzen.

Entzündungshemmende Diät zur Behandlung von Hautkrebs
- Verständnis der Rolle von Entzündungen beim Fortschreiten von Hautkrebs
- Ernährungsempfehlungen zur Minimierung von Entzündungen und zur Förderung der Hautgesundheit

VERSTEHEN DER ROLLE VON ENTZÜNDUNGEN BEIM FORTSCHRITT VON HAUTKREBS:
Entzündungen spielen eine Schlüsselrolle bei der Entstehung und dem Fortschreiten verschiedener Krankheiten, darunter auch Krebs. Bei Hautkrebs kann eine anhaltende Entzündung zur Entstehung, Entwicklung und Weiterentwicklung von Krebszellen beitragen. Entzündliche Prozesse in der Haut können viele Ursachen haben, beispielsweise ultraviolette (UV) Strahlung, Umweltschadstoffe und bestimmte Lebensstilvariablen.

Chronische Entzündungen können zu DNA-Schäden, einer schlechten Immunfunktion und einem Ungleichgewicht entzündungsfördernder und entzündungshemmender Chemikalien im Körper führen. Diese Elemente schaffen eine Umgebung, die die Entwicklung und das Überleben von Krebszellen begünstigt. Daher kann die Einführung einer entzündungshemmenden Diät eine nützliche Methode zur Kontrolle von Hautkrebs sein, indem sie Entzündungen verringert und die allgemeine Hautgesundheit verbessert.

ERNÄHRUNGSSTRATEGIEN ZUR REDUZIERUNG VON ENTZÜNDUNGEN UND ZUR UNTERSTÜTZUNG DER HAUTGESUNDHEIT:
ERHÖHEN SIE DIE ANTIOXIDANTIENAUFNAHME:
Antioxidantien helfen, freie Radikale zu neutralisieren, bei denen es sich um

hochreaktive Chemikalien handelt, die Zellen schädigen und zu Entzündungen führen können. Nehmen Sie eine Reihe von Obst- und Gemüsesorten mit hohem Antioxidantiengehalt in Ihre Ernährung auf, z. B. Beeren, Blattgemüse, Karotten und Tomaten.

OMEGA-3-FETTSÄUREN:
Omega-3-Fettsäuren haben erhebliche entzündungshemmende Eigenschaften und können zur Kontrolle immunologischer Reaktionen beitragen. Nehmen Sie Lebensmittel zu sich, die reich an Omega-3-Fettsäuren sind, wie z. B. fetter Fisch (Lachs, Makrele, Sardinen), Chiasamen, Leinsamen und Walnüsse.

OMEGA-6-FETTSÄUREN BEGRENZEN:
Omega-3-Fettsäuren sind zwar gut, ein übermäßiger Verzehr von Omega-6-Fettsäuren, die in Pflanzenölen (Sojabohnen, Mais, Sonnenblumen) enthalten sind, kann jedoch Entzündungen

verstärken. Reduzieren Sie den Verzehr verarbeiteter und frittierter Mahlzeiten, die diese Öle häufig enthalten.

WÄHLEN SIE GESUNDE FETTE: Entscheiden Sie sich für gesündere Fette wie Olivenöl, Avocados und Mandeln, zu denen einfach ungesättigte Fette gehören. Diese Fette haben entzündungshemmende Eigenschaften und liefern die notwendigen Elemente für die Gesundheit der Haut.

BUNTE PFLANZLICHE LEBENSMITTEL: Nehmen Sie eine Vielzahl bunter Obst- und Gemüsesorten in Ihre Ernährung auf. Sie sind reich an sekundären Pflanzenstoffen, Vitaminen und Mineralien, die die Immunfunktion stärken und Entzündungen lindern.

FASERREICHE MAHLZEITEN: Der Verzehr von ballaststoffreichen Mahlzeiten wie Vollkornprodukten, Hülsenfrüchten und Gemüse kann zur Erhaltung einer gesunden

Darmflora beitragen. Eine gesunde Darmmikrobiota ist für die Kontrolle von Entzündungen und die Förderung der allgemeinen Gesundheit von entscheidender Bedeutung.

GEWÜRZE UND KRÄUTER: Kurkuma, Ingwer, Knoblauch und grüner Tee sind für ihre entzündungshemmenden Eigenschaften bekannt. Integrieren Sie diese Gewürze und Kräuter in Ihre Mahlzeiten, um den Geschmack zu verbessern und möglicherweise entzündungshemmende Wirkungen zu erzielen.

Bleiben Sie hydriert: Das Trinken einer ausreichenden Menge Wasser ist für die Aufrechterhaltung der Hautfeuchtigkeit und der allgemeinen Gesundheit von entscheidender Bedeutung. Es hilft, Schadstoffe auszuspülen und fördert die ordnungsgemäße Zellfunktion.

ZUCKERZUSATZ BESCHRÄNKEN: Ein hoher Verzehr von zugesetztem Zucker kann Entzündungen verstärken. Reduzieren Sie den Konsum von zuckerhaltigen Getränken, verarbeiteten Lebensmitteln und Desserts.

VERARBEITETE LEBENSMITTEL EINSCHRÄNKEN: Verarbeitete Lebensmittel enthalten häufig große Mengen an schädlichen Fetten, zugesetztem Zucker und künstlichen Zusatzstoffen. Entscheiden Sie sich so weit wie möglich für vollwertige, unverarbeitete Lebensmittel.

Es ist wichtig zu bedenken, dass eine entzündungshemmende Diät zwar nützlich sein kann, sie jedoch durch andere medizinische Behandlungen und Taktiken ergänzt werden sollte, die von Gesundheitsexperten zur Kontrolle von Hautkrebs empfohlen werden. Wenden Sie sich an Ihren Arzt oder einen qualifizierten Ernährungsberater, um eine individuelle Beratung und Unterstützung zu erhalten, die auf Ihre individuellen Bedürfnisse und Ihren Zustand zugeschnitten ist.

LEBENSMITTEL ZU VERMEIDEN
Als Hautkrebspatient ist es wichtig, dass Sie genau auf Ihre Ernährung achten und fundierte Entscheidungen treffen, die Ihre allgemeine Gesundheit unterstützen und Ihre Genesung unterstützen können.

Obwohl es keine bestimmten Lebensmittel gibt, die Hautkrebs direkt verursachen oder heilen, können einige Ernährungsgewohnheiten dazu beitragen, das Risiko eines erneuten Auftretens zu verringern oder die Hautgesundheit zu verbessern. Andererseits gibt es bestimmte Lebensmittel, die Sie meiden oder in Maßen zu sich nehmen sollten, um Ihre Therapie zu unterstützen und möglichen Folgen vorzubeugen.

VERARBEITETES FLEISCH: Lebensmittel wie Speck, Wurst, Hot Dogs und

Wurstwaren sind im Allgemeinen reich an Nitraten, Konservierungsmitteln und Zusatzstoffen, die gesundheitsschädlich sein können. Studien haben den Verzehr von verarbeitetem Fleisch mit einem erhöhten Risiko für bestimmte bösartige Erkrankungen in Verbindung gebracht. Entscheiden Sie sich stattdessen für mageres, unverarbeitetes Fleisch oder pflanzliche Proteinquellen.

ZUCKERFÄHIGE UND RAFFINIERTE LEBENSMITTEL: Lebensmittel, die viel Zucker enthalten, wie z. B. zuckerhaltige Getränke, Süßigkeiten, Kuchen und Kekse, können zu Entzündungen beitragen und möglicherweise Ihr Immunsystem schädigen. Ein hoher Verzehr raffinierter Kohlenhydrate, einschließlich Weißbrot und Spaghetti, kann sich ebenfalls auf Ihren Blutzuckerspiegel auswirken. Wählen Sie stattdessen Vollkornprodukte, frisches Obst und natürliche Süßstoffe wie Honig oder Ahornsirup in Maßen.

TRANSFETTE: Transfette sind künstlich hergestellte Fette, die in vielen verarbeiteten und frittierten Mahlzeiten enthalten sind, darunter Fast Food, verpackte Snacks und kommerziell hergestellte Backwaren. Diese Fette führen zu Entzündungen und können Ihre Herzgesundheit negativ beeinflussen. Entscheiden Sie sich für gesunde Fette wie Olivenöl, Avocados und Mandeln.

ÜBERMÄSSIGER ALKOHOL: Alkohol kann Ihr Immunsystem schädigen und es Ihrem Körper erschweren, sich von Hautkrebs oder seiner Behandlung zu erholen. Übermäßiger Alkoholkonsum ist auch mit einem erhöhten Risiko für bestimmte bösartige Erkrankungen verbunden. Wenn Sie trinken möchten, tun Sie dies in Maßen und wählen Sie gesündere Alternativen wie Rotwein, der Antioxidantien enthält.

LEBENSMITTEL MIT HOHEM GLYKÄMISCHEN Index, wie weißer Reis,

Kartoffeln und zuckerhaltiges Getreide, können zu einem schnellen Anstieg des Blutzuckerspiegels führen. Dies kann zu einer verstärkten Entzündung und möglicherweise zu Störungen des Insulinspiegels führen. Entscheiden Sie sich für Optionen mit niedrigem glykämischen Index wie Quinoa, Süßkartoffeln und Vollkorn, die langsamer verstoffwechselt werden.

ÜBERMÄßIG NATRIUM: Lebensmittel mit hohem Natriumgehalt, wie verarbeitete Snacks, Dosensuppen und Fast Food, können zu Wassereinlagerungen führen und zu Bluthochdruck führen. Die Begrenzung Ihres Salzkonsums kann zur Aufrechterhaltung eines gesunden Blutdrucks und des allgemeinen Wohlbefindens beitragen. Entscheiden Sie sich stattdessen für frische, handgemachte Lebensmittel, gewürzt mit Kräutern und Gewürzen.

Denken Sie daran, dass es zwar lebenswichtig ist, einige Lebensmittel zu meiden, dass es aber auch wichtig ist, sich auf eine ausgewogene und abwechslungsreiche Ernährung zu konzentrieren. Bevorzugen Sie vollwertige, nährstoffreiche Lebensmittel, darunter Obst, Gemüse, mageres Fleisch und gesunde Fette. Wenden Sie sich an Ihr Gesundheitsteam oder einen qualifizierten Ernährungsberater, um einen spezifischen Ernährungsplan zu erstellen, der Ihren Anforderungen am besten entspricht und Ihre Hautkrebstherapie unterstützt.

ERSTELLEN EINES HAUTGESUNDEN ERNÄHRUNGSPLANS
- Praktische Ratschläge zur Erstellung eines Ernährungsplans mit Schwerpunkt auf der Prävention und Behandlung von Hautkrebs

- Probieren Sie Essensideen und Rezepte zur Verbesserung der Hautgesundheit

Die Erstellung eines hautgesunden Ernährungsplans kann eine entscheidende Rolle bei der Erhaltung gesunder Haut, der Vorbeugung von Hautkrebs und der Behandlung anderer Hautkrankheiten spielen. Indem Sie bestimmte Nährstoffe, Antioxidantien und gesunde Fette in Ihre Ernährung aufnehmen, können Sie die Gesundheit Ihrer Haut und das allgemeine Wohlbefinden fördern. Hier finden Sie einige praktische Richtlinien für die Erstellung eines Ernährungsplans mit Schwerpunkt auf der Hautgesundheit sowie beispielhafte Essensideen und Rezepte für einen strahlenden Teint.

ENTHALTEN ANTIOXIDANTIENREICHE LEBENSMITTEL :
Antioxidantien tragen dazu bei, die Haut vor Schäden durch freie Radikale zu schützen,

die zu vorzeitiger Hautalterung und Hautkrebs führen können. Nehmen Sie eine Vielzahl bunter Obst- und Gemüsesorten in Ihre Ernährung auf, da diese reich an Antioxidantien sind. Beeren, Spinat, Grünkohl, Karotten, Paprika und Tomaten sind wunderbare Alternativen. Sie können sie in Salaten, Smoothies, Pfannengerichten oder als Snacks essen.

BEISPIELMAHLZEIT-IDEE:
Spinat-Beeren-Salat

ZUTATEN:
- 2 Tassen frische Spinatblätter
- 1 Tasse gemischte Beeren (Erdbeeren, Blaubeeren, Himbeeren)
- 1/4 Tasse Walnüsse
- 2 Esslöffel Feta-Käse (optional)
- Balsamico-Vinaigrette-Dressing (nach Geschmack)

ANWEISUNGEN:
- Spinatblätter waschen und trocknen.

- In eine Schüssel Spinat, gemischte Beeren, Walnüsse und Feta-Käse geben.
- Mit Balsamico-Vinaigrette-Dressing beträufeln und leicht umrühren, um es zu bedecken.
- Als Beilage servieren oder für ein vollwertiges Abendessen gegrilltes Hähnchen hinzufügen.

GESUNDE FETTE EINBAUEN:
Gesunde Fette wie Omega-3-Fettsäuren sind für die Erhaltung der Hautgesundheit und die Verringerung von Entzündungen von entscheidender Bedeutung. Nehmen Sie Omega-3-Quellen in Ihre Ernährung auf, beispielsweise fetten Fisch (Lachs, Makrele, Sardinen), Leinsamen, Chiasamen und Walnüsse. Diese Fette tragen dazu bei, die Haut mit Feuchtigkeit zu versorgen und können die Symptome entzündlicher Hauterkrankungen wie Ekzeme und Psoriasis lindern.

BEISPIELMAHLZEIT-IDEE: Gegrillter Lachs mit Quinoa und gedünstetem Gemüse

ZUTATEN:

- 1 Lachsfilet
- 1 Esslöffel Olivenöl
- Salz und Pfeffer nach Geschmack
- 1/2 Tasse gekochte Quinoa
- Gedämpftes Gemüse (Brokkoli, Karotten, Spargel)

ANWEISUNGEN:

- Den Grill vorheizen.
- Das Lachsfilet mit Olivenöl einreiben und mit Salz und Pfeffer würzen.
- Den Lachs auf jeder Seite etwa 5–7 Minuten grillen oder bis er gar ist.
- Servieren Sie den gegrillten Lachs mit einem Gericht aus gekochtem Quinoa und gedünstetem Gemüse.

TRINKE GENUG:

Die richtige Flüssigkeitszufuhr ist für die Erhaltung einer gesunden Haut von entscheidender Bedeutung. Trinken Sie über den Tag verteilt ausreichend Wasser, um Ihre Haut mit Feuchtigkeit zu versorgen und einen gesunden Teint zu erhalten. Integrieren Sie außerdem feuchtigkeitsspendende Lebensmittel wie Melonen, Gurken, Orangen und Blattgemüse in Ihre Ernährung.

BEISPIELMAHLZEIT-IDEE:
Gurken-Wassermelonen-Salat

ZUTATEN:

- 2 Tassen gewürfelte Wassermelone
- 1 Gurke, geschält und in Scheiben geschnitten
- 1/4 rote Zwiebel, in dünne Scheiben geschnitten
- 2 Teelöffel frische Minzblätter, gehackt
- 1 Esslöffel Limettensaft

- Salz und Pfeffer nach Geschmack

ANWEISUNGEN:
- In einer großen Schüssel Wassermelone, Gurke, rote Zwiebel und Minzblätter vermischen.
- Mit Limettensaft beträufeln und mit Salz und Pfeffer würzen.
- Zum Mischen leicht umrühren.
- Gekühlt als angenehme Beilage servieren.

VERARBEITETE LEBENSMITTEL UND ZUCKERZUSATZ EINSCHRÄNKEN : Verarbeitete Lebensmittel und Lebensmittel mit hohem Zuckerzusatz können zu Entzündungen und oxidativem Stress führen, die sich negativ auf die Haut auswirken können. Entscheiden Sie sich für gesunde Mahlzeiten und reduzieren Sie den Konsum von zuckerhaltigen Snacks, Getränken und verarbeiteten Knabbereien.

HYDRATION :

Die Aufrechterhaltung der richtigen Feuchtigkeit ist für eine gute Haut von entscheidender Bedeutung. Trinken Sie über den Tag verteilt viel Wasser, um Ihre Haut mit Feuchtigkeit zu versorgen und die Entgiftung zu fördern. Kräutertees und angereichertes Wasser mit Gurke, Zitrone oder Minze können ebenfalls eine angenehme und feuchtigkeitsspendende Wahl sein.

BEISPIELMAHLZEIT-IDEE:
FRÜHSTÜCK: Grüner Smoothie bestehend aus Spinat, Gurke, Banane und Kokoswasser.
MITTAGESSEN: Gemüsesuppe mit gesunden Getreidecrackern und einer Beilage Kräutertee.
SNACK: Aufgegossenes Wasser mit gehackter Zitrone und Minze.
ABENDESSEN: Gegrillte Garnelenspieße mit einer Beilage gedünstetem Brokkoli und einem Glas Wasser.

VITAMINE UND MINERALIEN:
Sorgen Sie für eine angemessene Ernährung mit wichtigen Vitaminen und Mineralstoffen für eine gute Haut. Vitamin C unterstützt die Kollagenbildung und Wundheilung, während Vitamin E vor UV-Schäden schützt. Zink ist entscheidend für die Hautregeneration und unterstützt das Immunsystem. Fügen Sie Lebensmittel wie Zitrusfrüchte, Nüsse und Samen, Vollkornprodukte und Hülsenfrüchte hinzu, um diesen Nährstoffbedarf zu decken.

BEISPIELMAHLZEIT-IDEE:
FRÜHSTÜCK: Vollkornbrot mit Avocado, Tomatenscheiben und einer Prise Kürbiskernen.
MITTAGESSEN: Quinoa-Salat mit geröstetem Gemüse (Paprika, Zucchini und Aubergine), Kichererbsen und einem Zitronen-Tahini-Dressing.
SNACK: Orangenscheiben und eine Handvoll Mandeln.

ABENDESSEN: Gegrillte Hähnchenbrust mit sautiertem Spinat und braunem Reis.

OMEGA-3-FETTSÄUREN:
Integrieren Sie Lebensmittel mit einem hohen Anteil an Omega-3-Fettsäuren in Ihre Ernährung. Omega-3-Fettsäuren enthalten entzündungshemmende Eigenschaften, die dazu beitragen können, Hautreizungen zu regulieren und die Hautgesundheit zu verbessern. Gute Quellen für Omega-3-Fettsäuren sind fetter Fisch (Lachs, Makrele, Sardinen), Walnüsse, Chiasamen und Leinsamen.

BEISPIELMAHLZEIT-IDEE:
FRÜHSTÜCK: Overnight Oats, gekocht mit Mandelmilch und Chiasamen, garniert mit zerstoßenen Walnüssen und geschnittenen Bananen.
MITTAGESSEN: Gegrillter Lachssalat mit gemischtem Gemüse, Kirschtomaten, Gurken und einer Prise Olivenöl und Balsamico-Essig.

SNACK: Eine Handvoll Walnüsse und eine Scheibe Obst.

ABENDESSEN: Gebackene Forelle mit gedünstetem Brokkoli und Quinoa.

www.ingramcontent.com/pod-product-compliance
Lightning Source LLC
Chambersburg PA
CBHW071040290526

45795CB00004B/1245